Marianne E. Meyer

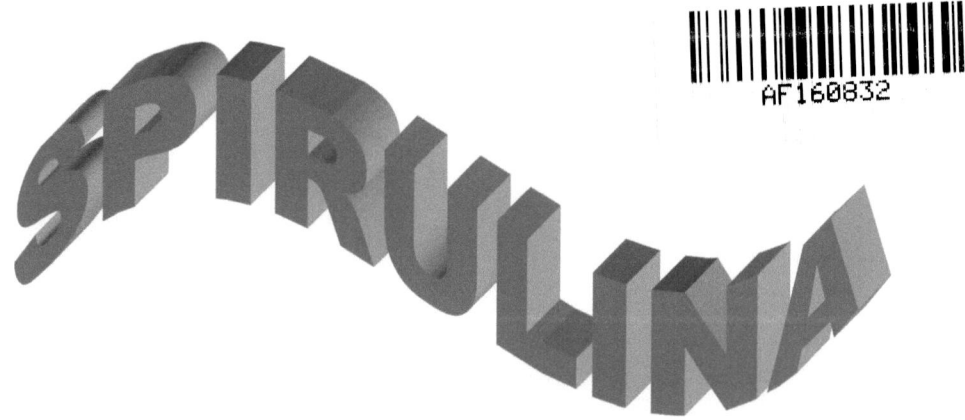

für ältere Menschen

Nahrungs- und Heilmittel
zur Unterstützung
für gesundes Altern

Die in diesem Buch vorgestellten Informationen wurden sorgfältig recherchiert und nach bestem Wissen und Gewissen weitergegeben. Dennoch übernehmen Autorin und Verlag keinerlei Haftung für Schäden irgendeiner Art, die direkt oder indirekt aus der Anwendung oder Verwendung der Angaben in diesem Werk entstehen. Die Informationen sind für Interessierte und zum Weitersagen gedacht.

© 2015 by Marianne E. Meyer, Apto. 320, 8801 Tavira, Portugal
Alle Rechte bei der Autorin
drmarianneemeyer @ gmail.com
www.marianne-e-meyer.com Umschlaggestaltung,
Satz & Layout: M. Meyer

Bildnachweis
Titelfoto: eaisc.eu, Cyanotech
Alle unmarkierten Fotos: M. Meyer, Innenteil:
SmartMicrofarms 14, Cyanotech 13,16,17, J. Görke 37,
CMC & C-P Meyer 56, R. Taylor 72

Herstellung und Verlag: BoD - Books on Demand, Norderstedt
ISBN 978-3-7386-2662-9

Einige weitere Bücher von M. E. Meyer:

Spirulina für Kinder
Zugvögel auf Rädern II - 2015 Fit und froh in Marokko
Spirulina, Überlebensnahrung für ein neues Zeitalter
So verbindet Wasser unsere Welten
Psyllium - So bekommen Sie Ihr Fett weg
Wunderwesen Wasser: Clusterwasser stoppt Allergie,
Alzheimer, Krebs...
Doris Day and my Search for Relatives – Carmel Family Mystery
(Übersetzung 12/15: *Familien-Code - Der Tod ist keinesfalls das Ende*)

INHALT

Überlebensbaum mit Spirulinas sensationellen Vitalstoffen 5

Einleitung 6

I. WARUM BRAUCHEN ÄLTERE MENSCHEN SPIRULINA? 7

Lust auf langes Leben ohne lebenslanges Leiden 7
Natürlich ist besser als künstlich 7
Spirulina: Universaltalent der Naturheilkunde 8
Warum brauchen wir heute alle Spirulina? 9
Ältere Menschen vom Abstellgleis auf die Überholspur 10
Auswirkung der Schlafdauer auf die Gesundheit 11
Wann braucht Ihr Körper mehr Spirulina 11

II. *SPIRULINA PLATENSIS* 12

Die Klassifikation von Spirulina 12
Geschichte des ältesten Nahrungsmittels 13
Die zufällige Entdeckung der Mikroalgenzucht 13
Von der Ernte bis zur Tablettierung 14
Empfehlungen zur Einnahme 17
Welche Reaktionen können vorkommen? 18

III. SPIRULINAS WERTVOLLE INHALTSSTOFFE 20

Einzigartige Substanzen der Mikroalge 20
Phycocyanin stärkt das Immunsystem, hemmt Krebs & entgiftet den Körper 20
SOD, das Anti-Aging Enzym 21
Weitere enzymatische Heinzelmännchen 22
Spirulina enthält aktives Vitamin B_{12} 23
Beta-Carotin als Krebsprophylaxe 24
Chlorophyll entgiftet & reinigt das Blut 25
Polysaccharide regulieren den Blutzucker und schützen vor Darmschäden 25
Gamma-Linolensäure hemmt Entzündungen und regelt Hormone ... 26
Sulfolipide und Glykolipide wirken gegen Krebs und AIDS 27
Die Vitamine der Alge beugen Mangelerkrankungen vor 28
Spirulinas Mineralien alkalisieren und harmonisieren 30

IV. SPIRULINAS GESUNDHEITSFÖRDERNDE EFFEKTE 33

Rasche Wirkung bei allergischen Reaktionen 33
Anämische Erwachsene haben ein höheres Demenz-Risiko 35
Arthritis: Mit Spirulina rasch schmerzfrei 36
Die Schraubenalge wirkt gegen Depression 38
Die Alge hilft bei Diabetes, Fettsucht und Bluthochdruck 39
Spirulina stärkt das Immunsystem 40
Die Mikroalge hemmt Krebs und entgiftet den Körper 42
Osteoporose: Spirulina liefert Calcium 43
Der Mikroorganismus löst Schilddrüsenprobleme 44
Die Alge schützt vor Schlaganfall 46
Bei Übersäuerung hilft Darmsanierung 47

V. ERGEBNISSE DER FORTLAUFENDEN SPIRULINA-STUDIE 48

Verbesserungen durch die Einnahme von Spirulina 49
Spirulina in Verbindung mit starken Medikamenten 51
Spirulina und Ernährungs- bzw. Lebensweise 51

Fragebogen für die Teilnehmer der Spirulina-Studie 53

VI. SPIRULINA-REZEPTE AUS MARIANNE MEYERS GESUNDKÜCHE 56

Würzige Gesundkost - vom basischen Bohnenmus zum Süßkartoffelbrei 56

Rezepte für reformierte Schleckermäuler 60

Superbe Drinks für Körper, Geist und Seele 63

Rezepte für unruhige Geister, Drinks für Mut und Muskeln 64

Neue Studien in puncto Pseudo-Vitamin-B$_{12}$ 65

Schlussbemerkung und Danksagung 65

Wissenschaftliche Quellen 66

Stichwortverzeichnis 68

Analyse von *Spirulina platensis* 71

Über die Autorin 72

Spirulina-Lebensbaum

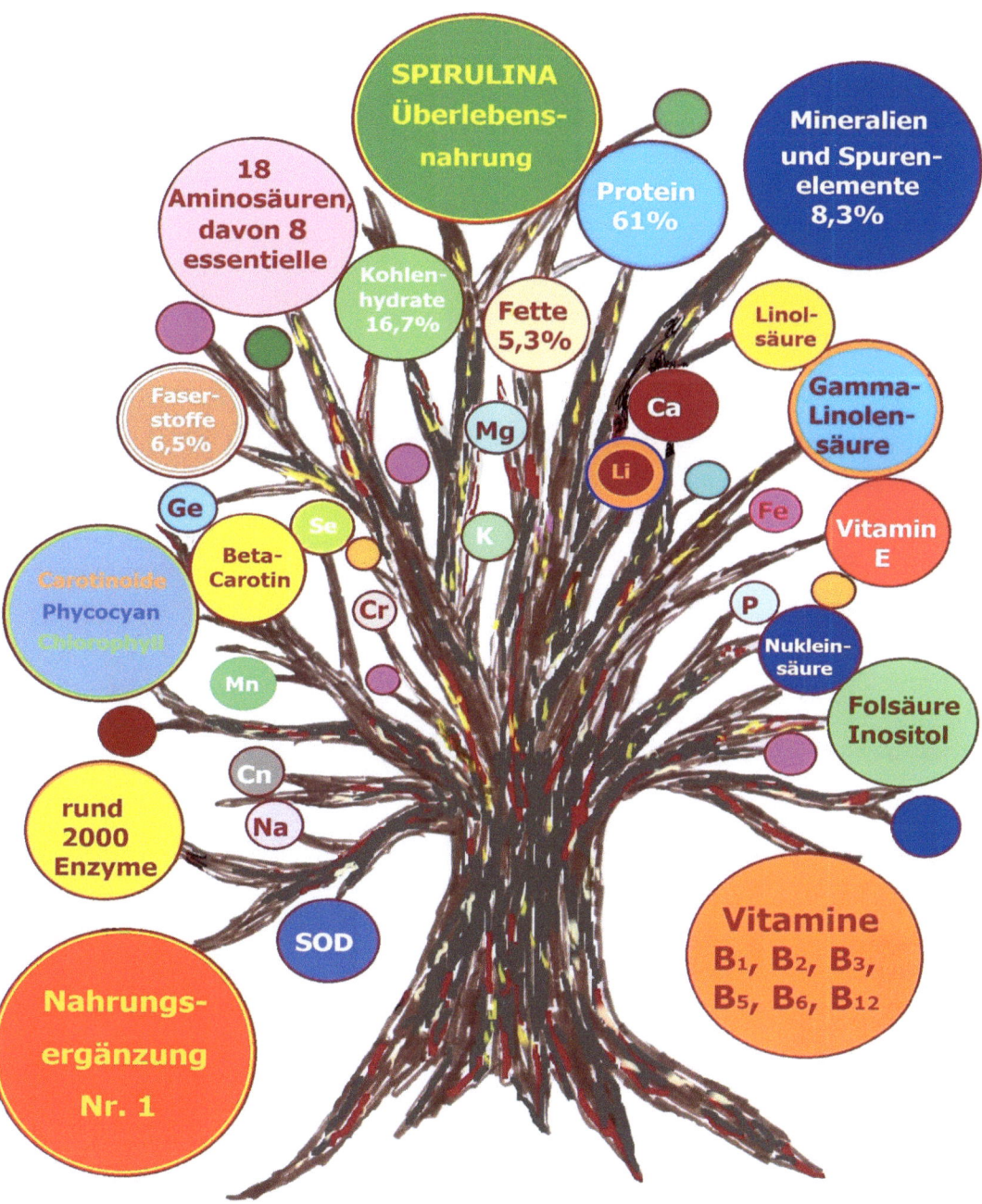

Einleitung

Natürliche Nahrungsergänzung ist heute unverzichtbar. Warum? Wir ernähren uns weit weniger natürlich als unsere Eltern und Großeltern. Auch mangelt es an Bewegung, da wir uns immer ausgefeiltere Verfahren ausdenken, um uns vor körperlicher Anstrengung zu drücken. Oder klopfen Sie noch ihre Teppiche, schrubben Böden und rubbeln Wäsche? Die Luft ist dank Auspuffgasen kaum wie früher. Und seit uns der TV das Leben aus zweiter Hand vorgaukelt und Facebook Freunde frei Haus liefert, verlassen wir ohnehin kaum das Domizil. Kein Wunder, dass die Menschen immer mehr Gewicht zulegen und die Anzahl von Herzinfarkten, Krebserkrankungen, Asthma, Allergien und neurologischen Leiden, wie Alzheimer, Parkinson oder MS ständig steigt. Immer mehr Schmerzpatienten denken an Suizid, weil ihnen nicht geholfen wird. Hier ist die blaugrüne Mikroalge ein wahrer Segen. Sie wirkt nämlich besonders bei Gelenkschmerzen. Meist sind sie verbunden mit zu viel süßer, fetter, weißer Kleisterkost und zu wenig Grünzeug, reinem Wasser und Bewegung.

Forscher der Universität Tempe in Arizona, USA, fanden heraus, dass organischer Schwefel dem Knorpel neue Festigkeit verleiht (Kim et. al. 2005). Der Schwefelanteil in Spirulina ist offenbar einer der Gründe, weshalb die Konsumenten ihre Beweglichkeit verbessern und ihre Gelenkschmerzen reduzieren! Es ist aber die exzellente Komposition der in dem Mikroorganismus enthaltenen unzähligen Wirkstoffe, die ihn zu einem besseren entzündungshemmenden Heilmittel bei schmerzhaften Gelenkentzündungen macht als das Sulfonamid Sulfapyridin. Letzteres anti-inflammatorische Medikament wird zur Therapie der rheumatoiden Arthritis eingesetzt. Doch wozu die bekannten Nebenwirkungen, wie Übelkeit, Erbrechen, Appetitlosigkeit und die verminderte Aufnahme des Vitamins Folsäure riskieren, wenn eine natürliche Nahrungsergänzung bessere Ergebnisse garantiert (Abdel-Daim et al. 2015) und die Nebenwirkungen generell positiver Art sind: Energieschub, geregelter Stuhlgang, gute Blutzucker-, Blutdruck- und Cholesterinwerte, gute Laune, guter Schlaf, weniger Hornhaut und Altersflecken, feuchtere, weichere und elastischere Haut...

Sie erfahren hier, wie, wann, wofür und wogegen Sie die Alge am besten nehmen, wie Sie sie selber züchten und wie Sie aus ihr gesunde Leckereien zaubern können.

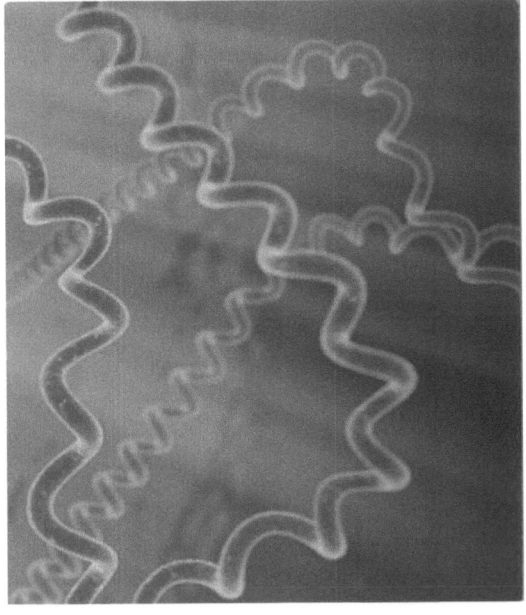

I. WARUM BRAUCHEN ÄLTERE MENSCHEN SPIRULINA?

Lust auf langes Leben ohne lebenslanges Leiden

Immer wieder werde ich gefragt, wenn Umweltgifte und Ernährung so schlecht für uns sind, warum leben wir heute länger als zu Zeiten, wo die Nahrung noch natürlich war? Tatsächlich ist die Lebenserwartung höher als vor 100 Jahren. Doch zu welchem Preis? Sehen Sie sich doch mal in Altenpflegeheimen um und urteilen selbst, ob die Menschen dort wirklich leben oder nur langsam und qualvoll sterben. Warum wir heute länger leben, können wir der Statistik entnehmen: Chinesen und US-Amerikaner haben etwa die gleiche Lebenserwartung. Mit einem Unterschied: Die Amerikaner leiden ab dem 50. Lebensjahr bedeutend öfter an Allergie, Alzheimer, Arthritis, Herz-Kreislaufversagen, Krebs, Parkinson und anderen modernen Seuchen. Als Unterschied zwischen den beiden Nationen entdeckten die Statistiker die Konservierung der Lebensmittel, also die Nahrungschemie. Während die Amerikaner schon lange von konservierter Kost existieren, lebten die Chinesen bis vor einigen Jahren allein von frischen oder natürlich haltbar gemachten Lebensmitteln. Das besagt:

Konservierungsstoffe machen neben der Nahrung auch ihre Verbraucher haltbar.

Doch da künstliche Stoffe wegen ihrer zu großen Moleküle von den Zellen weniger gut aufgenommen werden als natürliche, lagern sie sich im Körper ab und verursachen gesundheitliche Probleme.

Dies ist die ganze traurige Wahrheit über das längere Dahinsiechen mit Industriekost ernährter Menschen und daraus resultierender ökonomischer Probleme.

Natürlich ist besser als künstlich

Sie mögen sich fragen, wieso ich Ihnen die Mikroalge ans Herz lege. Es wird Ihnen ganz einfach besser gehen, wenn Sie sie täglich konsumieren. Hätte ich sie bereits im Kindesalter gehabt, wäre ich kaum blind geworden, hätte mir die Operationen erspart und müsste mich nicht mit Kontaktlinsen abmühen. Denn früher wurde anders operiert. Meine OP in Heidelberg ging so: Prof. Jäger schnitt ins Auge; nach einer Woche war die trübe Linsenflüssigkeit ausgelaufen. Danach saugte er die Membranen ab und setzte die Naht. Es folgten 3-4 Brei-Tage. Nachdem alles verheilt und die Fäden gezogen waren, kam das nächste Auge dran. So verbrachte ich insgesamt 7 Wochen in der Augenklinik. Heute dauert die Operation eines Auges 12 Minuten. Doch brauchen Sie es gar nicht so weit kommen zu lassen. Meine Mutter, die von Mitte 60 an Spirulina nahm, hatte bis ins hohe Alter gute Augen. Mein Bruder, der kein Spirulina nahm, hatte mit Mitte 60 seine Star-Operation.

Wir können den Verursachern des Grauen Stars, wie Röntgenstrahlen, Umweltgifte, Antibiotika und Lebensmittelchemie mit der Mikroalge vorbeugen. Sie ist ein vollwertiges Lebensmittel mit einer beachtlichen Konzentration an Nährstoffen. Herausragend sind der höchste Gehalt an gut verdaulichem Eiweiß (mehr als 60%) und eine hohe Konzentration an Vitaminen, Mineralien, Spurenelementen sowie unzählige sekundäre Pflanzenstoffe. Auf der vorletzten Seite finden Sie die genaue Zusammensetzung der Alge, wenngleich sie mit Sicherheit noch mehr Inhaltsstoffe enthält; solche, die wir heute noch gar nicht kennen. Durch diese Vitalstoffvielfalt wirkt Spirulina harmonisierend und balancierend. Daher benötigen wir in der Regel keine Medikamente mehr. Denn der segensreiche Mikroorganismus hilft bei Kopf- und Gliederschmerzen, Nervosität, Schlaflosigkeit und Energiemangel. Seit ich damit täglich meine Ernährung ergänze, habe ich kaum noch Erkältungen und grippale Infekte. Wenn meine Augen jucken, weil ich gerade eine Katze gestreichelt oder den Hund gebürstet habe, lutsche ich ein paar grüne Pillen, und innerhalb von zwei bis drei Minuten hört das Jucken auf. Synthetische anti-allergische Medikamente können zu Nebenwirkungen, wie Kopfschmerzen, Verstopfungen, Blähungen und Durchfall führen.

Als ich zur Schule ging, hatte nur ein einziger Junge in unserer Klasse von 43 Heuschnupfen. Heute leiden rund ein Viertel der Schüler an allergischen Reaktionen. Und warum? Weil einige Hirnakrobaten irgendwann den profanen Einfall hatten, künstliche Aromen und Arzneien müssten besser sein als natürliche.

Die Menschen, die seit Urzeiten auf die heilende Wirkung der Natur vertrauten, verloren ihre Zuversicht. Zu unserem Leidwesen konnte im Laufe der Zeit die falsche Einschätzung, ein Produkt sei um so wertvoller, je komplizierter der Aufbau chemischer Verbindungen ist, reiche Früchte tragen. Aber unser Körper reagiert eben gegen alles, was ihm fremd ist. Wird er mit zu viel Chemie belastet, überreagiert das Abwehrsystem.

Spirulina: Universaltalent der Naturheilkunde

Es ist unmöglich, Ihnen alle Vorteile der Heilalge in einem Buch nahezubringen. Deshalb ist dieses schon Nr. 7. Spirulinas immunstärkende, entzündungs- und krebshemmende Wirkung ist mehrfach unter Beweis gestellt worden. Bereits in den 1980ern wurde das *Grüne Gold* aufgrund der überzeugenden Untersuchung von E. W. Becker als Mittel zum Abnehmen propagiert (siehe Seite 40). Neuere Studien haben auch Spirulinas Reaktion gegen Schilddrüsenerkrankungen gezeigt (Banji et al. 2013). Vor kurzem entdeckten ägyptische Forscher sogar, dass Spirulina sich zur Behandlung der chronischen Dickdarmentzündung besser eignet als das entzündungshemmende Medikament Sulfasalazin (Abdel-Daim et al. 2015). Doch noch beeindruckender fand ich die Krebs-Studie von Renata Koníčková und ihren tschechischen Forscherkollegen. Bereits nach drei Tagen der Spirulina-Gaben stoppte das Wachstum des Bauchspeicheldrüsenkrebses (2014). Pankreaskrebs ist einer der bösartigsten Krebserkrankungen mit einer der schlechtesten Prognosen.

Wenn Sie Ihre Abwehrkraft stärken wollen, ist Spirulina die ideale Kraftnahrung. Doch zuerst ist die Reinigung des Darms notwendig, da die Nährstoffe nur dann ins Blut gelangen können, wenn die Darmwände passierbar sind. Entleeren Sie, wie viele Menschen heutzutage nur 2-3mal pro Woche, sind sie verkrustet und es gärt in Ihrem Darm. Bittersalz oder Bindemittel eignen sich zur Darmsanierung. Letztere schmecken sogar gut und machen satt und schlank. Wenn Sie also einst zu den fitten und schlanken Methusalems gehören wollen, führt an der Darmreinigung kein Weg vorbei. Den ersten Schritt zum Ziel finden Sie auf Seite 47 im Kapitel *Bei Übersäuerung hilft Darmsanierung*.

Warum brauchen wir heute alle Spirulina?

Krankheit beruht generell auf der materiellen und geistigen Vergiftung von Körper und Seele. Gesundheit ist eine Frage des Gleichgewichts. Genau hier gerät die harmonisierende und balancierende Mikroalge ins Gesichtsfeld. Denn als Nachfahre jener Cyanobakterien, die vor ca. 3,6 Milliarden Jahren begannen, die Erde zu begrünen, enthält Spirulina alles, was unser Organismus zum optimalen Funktionieren braucht.

Durch Monokultur, also Mangel an Fruchtwechsel, sind die Ackerböden erschöpft. Somit kommen bei der heutigen Ernährung die Vitalstoffe viel zu kurz, selbst wenn wir täglich Salat, Gemüse, Obst und Vollkornprodukte essen. Aus diesem Grund sind Nahrungsergänzungen heute unverzichtbar. Was liegt also näher, als unseren Körper und Geist mit dem besten Heilmittel der Natur zu verwöhnen? Das US-Magazin *AARP*, nach dem *Wachturm*, die weltweit auflagenstärkste Zeitschrift, berichtete in ihrer September-Ausgabe 2005 über die segensreiche Mikroalge.

Aufgrund ihrer vielfältigen Vorteile, z. B. für die Herzkranzgefäße, das Gehirn, die Augen, ihrer anti-viralen und anti-carcinogenen Eigenschaften bezeichnet AARP Spirulina als die #1 Nahrungsergänzung!

Was kann die Nummer-1-Nahrungsergänzung für Sie tun? Die basische Mikroalge ist ein Füllhorn an Vitalstoffen. Diese harmonisieren den Körper und bringen ihn ins Gleichgewicht. Insbesondere ist Spirulina ein Meister der Entgiftung. Dies ist vor allem bei erhöhtem Medikamentenkonsum elementar. Denn chemische Arzneien, ebenso wie der Alkohol und Tabak, wirken sich besonders auf Blut und Nerven aus. Die Körpersäfte tendieren zu Übersäuerung. Sie schmirgeln das Myelin, die Schutzschicht der Nervenzellen, ab. Auch Vielesser nehmen vermehrt Toxine aus der Nahrung und von Zahnamalgam auf. Übrigens:

Immer mehr Zahnärzte verwenden Spirulina zum Ausleiten von Quecksilber (Amalgam).

Je älter wir werden, desto mehr Gifte sammeln wir im Körper an. Anämie, Immunschwäche, Grauer Star und andere Augenkrankheiten sind oft die Folge. Symptome sind Bemühungen des Organismus, sich von Giften zu befreien.

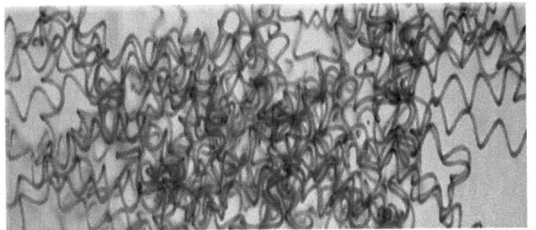

Ältere Menschen vom Abstellgleis auf die Überholspur

Im dritten Lebensalter können wir besonderen Nutzen aus der blaugrünen Alge ziehen. Da der Stoffwechsel mit fortschreitendem Alter in gemäßigtem Tempo abläuft, ist eine leichte, vitamin- und enzymreiche Ernährung essentiell. Obwohl Spirulina 60% Eiweiß enthält, ist es, als Pulver oder in Tablettenform gelutscht, in etwa 30 Minuten verdaut. Beim Lutschen können Spirulinas Wirkstoffe über die Mundschleimhaut ins Blut gelangen und den Zellstoffwechsel rascher in Gang bringen. Wenn ältere Menschen täglich 5-10 g Spirulina konsumieren, stärken sie ihr Immunsystem und beugen Krankheiten vor. Ihre Haut wird wieder elastischer, die Haare wachsen kräftiger und die Nägel brechen weniger. Altersflecken werden heller oder gehen ganz weg. Dafür sorgen die zahlreichen Antioxidantien, wie Beta-Carotin, Vitamin E, Zink, Selen, Kupfer, Mangan, SOD und andere Enzyme. Mit der neu gewonnenen Energie sind ältere Menschen gern bereit, sich in der Familie oder ehrenamtlich in der Gemeinde zu engagieren.

Meine Mutter, Alwine Holschuh, bot im Alter von 77 Jahren, im Rahmen der AWO, Kindern einen wöchentlichen Handarbeitskurs an und sang noch mit 79 im Chor und solo bei der Einweihung eines neu renovierten Tempels. Im Alter von Anfang 80 nahm sie noch an mehreren Tanz- und Gymnastikgruppen teil und war im Vorstand der AWO tätig. Ohne Spirulina hätte es meine schon als Kind herzkranke und an Sarkoidose leidende Mutter wohl kaum bis ins 87. Lebensjahr geschafft. Wäre ihr erlaubt gewesen mit mir nach Portugal zu kommen statt im AWO-Heim zu bleiben, hätte sie weiter ihre Entzündungen mit Spirulina und Colloidalem Silber in Schach halten können. Doch wer 20 Jahre lang Spirulina genommen hatte sowie an Salat und Obst gewöhnt war, aber statt Lebensmittel nur Totgekochtes vorgesetzt bekommt, dessen Jahre bzw. Monate sind gezählt.

Die gleichaltrige Freundin meiner Mutter, Hildegard Asmuss, die ihr öfters bei der Handarbeitsbetreuung half, lernte noch mit dem PC umzugehen und sendet mir hin und wieder eine Email. Auch sie will auf ihr *Grünes Gold* nicht mehr verzichten.

Meine 89jährige Tante, Anneliese Umbreit, schwört auf Spirulina. Sie hatte sich als Pressefotografin im Fotolabor durch Entwicklerflüssigkeit Vergiftungen und Nervenschäden zugezogen. Ihre Spucke wirkte wie Fleckenteufel. Sie ist davon überzeugt, dass sie ohne die entgiftende Alge nicht mehr leben würde und hilft ihren Nächsten mit Rat und Tat, ob als Rechtsbeistand oder Gesundheitsexpertin.

Hören wir aber auf, uns zu engagieren und einzubringen, ist die Gefahr groß, an Depressionen zu leiden und zu vereinsamen.

Spirulina für gesunden Schlaf: Übersäuerung gefährdet die Gesundheit

Koreanische Forscher unter der Leitung von K. J. Chang untersuchten von 2009 bis 2011 die Beziehung zwischen der wahrgenommenen Qualität des Schlafes und Depression an 2040 Erwachsene ab 60 Jahren. Diese Ergebnisse legen nahe, dass eine schlechte Schlafqualität mit einem höheren Grad der Depression bei älteren Menschen verbunden ist.

Schlaflosigkeit ist eines der Symptome des sauren Milieus im Körper, wie Migräne, rheumatoide Arthritis, häufiges Seufzen, faul riechender Stuhl, Brennen im After, vermindertes Wasserlassen, empfindliche Zähne beim Verzehr von sauren Früchten oder Essig, Brennen im Mund bzw. unter der Zunge und Haarausfall. Die basischen Mineralien der Alge und ihre Aminosäure Tryptophan mindern Stress, gleichen Stimmungsschwankungen aus und sorgen für gesunden Schlaf.

Wann braucht Ihr Körper mehr Spirulina?

Zu bestimmten Zeiten ist es ratsam, die Dauerdosis von 8 bis 12 Spirulina-Tabletten zu erhöhen. **Während Kälteperioden** besteht immer ein erhöhtes Krankheitsrisiko; ebenso bei hormoneller Umstellung, also auch **während der Wechseljahre**.

Vor oder nach jeder Strahlenbehandlung oder Röntgenuntersuchung bzw. **vor oder nach jedem Interkontinentalflug** nehmen wir besser die doppelte Menge der segensreichen Alge zu uns. Denn sie ist ein Meister der Ausscheidung radioaktiver Strahlen. Auch **während einer Chemotherapie** hilft Spirulina, vor negativen Nebenwirkungen zu schützen., wie z. B. Verätzung von Haut und Schleimhäuten und Verlust der Haare. Dies kann Herr D. Alberts, bei dem Lungenkrebs diagnostiziert worden war, bestätigen. Während seiner fünf Chemos und dreißig radiologischen Behandlungen nahm er Spirulina. Im Gegensatz zu den anderen Krebspatienten konnte Herr Alberts sein Gewicht halten und sah besser aus.

Zur Unterstützung anderer unsanfter Behandlungsmethoden eignet sich die Alge zum Vermeiden von Nebenwirkungen und Blutvergiftungen.

Wenn Sie **Urlaub im Hochgebirge oder in Sonnenländern** machen, nehmen Sie besser mehr Spirulina als UV-Strahlenschutz.

Da die Alge ein Champion darin ist, Toxine auszuscheiden, kann sie **bei langen Autofahrten,** wenn es zu Verkehrsstaus kommt, einer Vergiftung mit Schwermetallen vorbeugen.

Auch unterstützt Spirulina bei **hohem Alkohol- oder Nikotinkonsum** die Entgiftungsorgane, also den Darm, die Leber, Nieren, Haut und Lunge. Außerdem gleicht sie Vitalstoff-Verluste aus.

Die zwei- bis dreifache Menge Spirulina empfehle ich auch bei Belastungen, die das Immunsystem drosseln können. Dies ist **in**

Schocksituationen, Zeiten von Trauer oder bei Dauerstress der Fall.

Wenn Sie sich von einem schweren Leiden oder Unfall erholen, ist **in der Zeit der Rekonvaleszenz** der vermehrte Konsum der Alge anzuraten.

Nach jedem **Zahnarztbesuch, bei dem mit Amalgam oder anderen Giften gearbeitet oder eine Spritze verabreicht wurde**, nehmen Sie besser ein paar Wochen lang mehr Spirulina.

Vorm Frühjahrsputz oder vor der Gartenarbeit und vor jeder anderen körperlichen oder geistigen Anstrengung profitieren Sie von einer Extraration des *Grünen Goldes*.

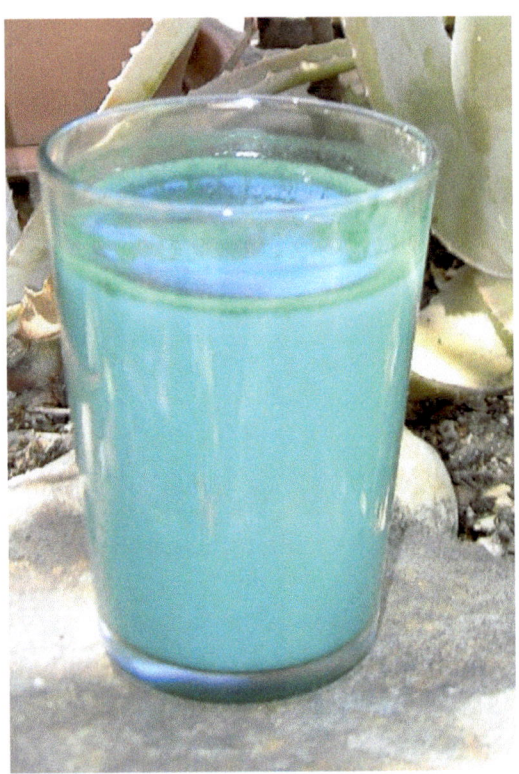

Delikate Spirulina-Drinks ab Seite 63

II. *SPIRULINA PLATENSIS*

Falls Sie dem vielversprechenden Mikroorganismus bereits Achtung zollen konnten, werden Sie ihn sich genauer anschauen wollen. Folgend seine Einordnung:

Die Klassifikation von Spirulina

Gruppe	Oxigenisch-phototrop.
11	Bacteria
Familie	Cyanobacteria
Ordnung	Oscillatoria (Untergruppe 3)
Gattung	Spirulina
Spezies	Platensis

Die wissenschaftliche Welt ist sich einig, dass es sich bei dem spiralförmigen Winzling um die *Arthrospira platensis* handelt. Doch aus historischen Gründen wird er immer noch als *Spirulina platensis* bezeichnet. Auf den alkalischen Seen subtropischer Breiten bilden die gedrehten Fäden einen im Sonnenlicht fluoreszierenden blaugrünen Teppich. Sie dienen Fischen und Vögeln als Hauptnahrungsmittel. Die Flamingos, die in der Umgebung ostafrikanischer Sodaseen leben, verdanken der Alge ihre rosa Farbe.

Auf dem Scheitelpunkt zwischen Pflanze und Tier stehen die blaugrünen Mikroorganismen der Pflanze gegenüber etwas höher. Sie haben nämlich keinen echten Zellkern und keine pflanzentypischen harten Zellwände. Die einzelligen *Biokraftwerke* wachsen umso schneller, je heißer das Medium ist und je mehr Sonnenlicht einwirkt. Spirulina gedeiht am besten bei 35-40°C), einem Salzgehalt von 15-20% und einem pH-Wert von 8-11. Die zylindrischen

Zellen werden bis zu einem Millimeter groß und können noch mit bloßem Auge wahrgenommen werden. Sie vermehren sich auf ungeschlechtlichem Wege durch einfache Abschnürung der Fäden, also durch einfache Zellteilung ohne DNS-Duplikation (Vervielfältigung des Erbinformationsträgers).

Da anderen Organismen das Wasser zu salzig und zu hoch temperiert ist, können blaugrüne Alge einen hygienischen Zustand bewahren. Sie halten neben sehr heißen auch extrem kalten Temperaturen und sogar radioaktiven Strahlen stand. Zwar vermehren sie sich unter extremen Bedingungen kaum, existieren aber weiter.

Geschichte des ältesten Nahrungsmittels

Bereits die Azteken des antiken Zentralamerikas verzehrten die Alge. Mit Körben und Keschern schöpften sie die grüne Substanz aus dem flachen Texcoco-See südlich des heutigen Mexico City. Sie nannten sie *Tecuitlatl*, lobten besonders ihre stärkende und regenerierende Wirkung und verwendeten sie täglich in ihren Mais- und Bohnengerichten.

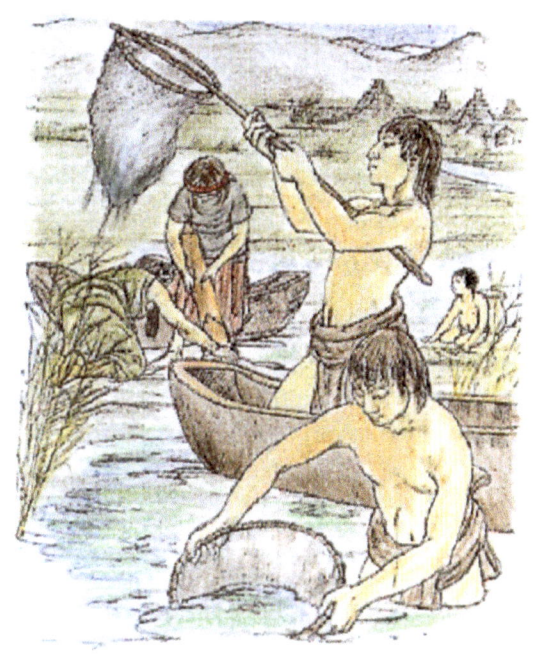

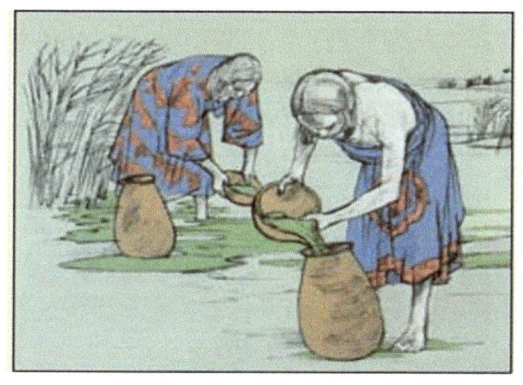

Da Spirulina an Felsen und Böden Krusten bildet, gehen einige Forscher davon aus, dass es sich bei dem in der Bibel erwähnten Manna um die Blaualge handelt. Gott soll es den Israelis gegeben haben, als sie in der Wüste hungerten. 1827 isolierte J. P. Turpin den Mikroorganismus. Der Wiener Lothar Geitler klassifizierte ihn 1925. In den 1960er Jahren berichteten Botaniker über das Kanembuvolk im Herzen Afrikas. Auch sie schöpften den Schaum von der Oberfläche des Tschadsees und ließen ihn zu Kuchen trocknen.

Zufall als Pate der Mikroalgenzucht

Vor 70 Jahren entdeckten Arbeiter bei der Sodaproduktion am Texcocosee nördlich von Mexiko City die Spirulinakultivierung. Sie legten ein Ersatzbecken an, das sie mit Salz angereichertem Flusswasser füllten. Darin wuchsen die Algen üppiger als auf dem See. Auf diese Weise kamen sie dem Züchten der Supernahrung auf die Spur. Neben dem Texcocosee in Mexiko gedeihen 35 Arten von Spirulina in anderen natürlichen Seen. Bekannt sind der Tschadsee in Zentralafrika, die kenianischen Seen Nakuru und Turkana sowie der Aranguadi See in Äthiopien. Von diesen Seen entnehmen die Züchter Kulturen und befördern sie in mit lebensmittelechter Kunststofffolie ausgekleidete Becken.

Von der Ernte bis zur Tablettierung

Die von Sodaseen entnommenen Kulturen bewahren die Züchter in Glasbehältern auf. Bei Bedarf befördern sie diese in mit lebensmittelechter Kunststofffolie ausgekleidete Becken. Oder wie hier in Glasrohren bzw. in Bassum in Brutschläuchen.

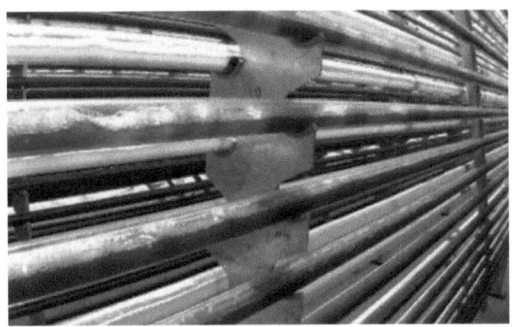

w.mz-web.de/merseburg-querfurt-querfurt/merseburger-sieht-in-kloetze-gruen,20641044,19495782.html

www.emaxo.de/Algen/Algen-Presse/algen-presse.html

Seit den 1960er Jahren nimmt die Algen-Produktion enorm zu. Immer mehr Menschen erkennen Spirulinas Vorteile. Zu den ertragreichsten Züchtern zählen die Farmen auf Hawaii, Taiwan und in Südkalifornien. Hier werden die Mikroalgen, wie bei Großfarmen üblich, mittels Schaufelrädern vorsichtig durchmischt.

Weltweit produzieren Spirulina-Farmer rund 12.000 Tonnen Trockenmasse pro Jahr. Zu Anfang des Jahrhunderts waren es 5.000.

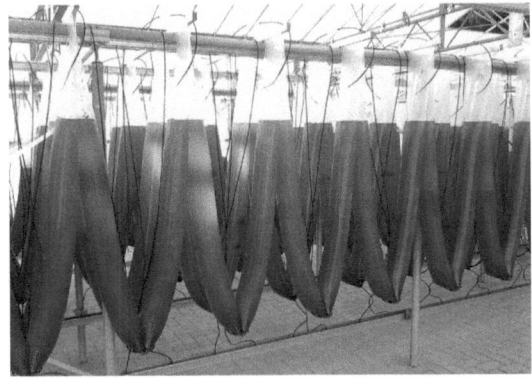

Falls Sie Spirulina zu Hause züchten wollen, hilft Ihnen Jean-Paul Jourdans ausführliches Handbuch in Englisch. Er erklärt die Produktion der Cyanobakterien diverser Standards unter veränderten materiellen und klimatischen Bedingungen. JPJ entwickelte kleinere Projekte zur Spirulinakultivierung in Europa und Afrika.

antenna.ch/en/documents/Jourdan_UK.pdf

In diesen Becken züchtet Didi Ananda Prama mit anderen Freiwilligen in Kenia

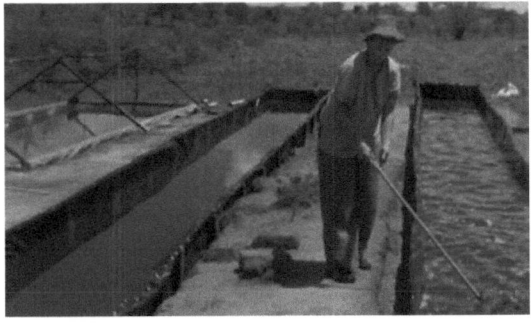

Spirulina, um es unterernährten Kindern zu geben. Die Sannyasin war dort vor 4 Jahren als die UN eine Hungersnot am Horn von Afrika erklärt hatte und trainierte einige Einheimische, damit sie das Projekt allein weiterführen können. Auf ihrer *Sunrise Farm* in Irland züchtet Ananda Prama gesundes Gemüse und Obst auf ihrem Bio-Bauernhof in der Grafschaft Clare. Sie verkauft es auf dem Bauernmarkt, um die Produktion in Kenia zu unterstützen. Ananda Prama ist auf der Suche nach anderen gleichgesinnten Seelen, die sich gern an den Produktionskosten beteiligen, sodass das Projekt weiterbestehen und mehr Kinder mit Nahrung versorgen kann. Die monatlichen Produktionskosten liegen bei ca. 450 Euro. Falls Sie sich in irgendeiner Form beteiligen oder sich das Projekt einfach einmal anschauen wollen, können Sie sich bei Ananda Prama melden: anandaprama @yahoo.com

www.sunrisefarmireland.org/spirulina

Falls Sie sich selber für eine kleine Mikroalgen-Züchtung interessieren, können Sie sich hier Ideen holen: www.algaecompetition.com

www.berrysmith.org/news/spirulina-expertjean-paul-jourdan

Gebraucht wird zur Produktion neben den Kulturen nur etwas lebensmittelechte Plastikfolie, ein paar Sonnenkollektoren und zum Antrieb der Anlasser aus einem Schrottauto. Damit und mit viel Sonnenschein können wir umweltschonend und energiesparend das beste Lebensmittel der Welt herstellen.

Sogar in der Nähe meiner Universitätsstadt Frankfurt wird Spirulina angebaut: http://integralnetwork.info/spirulina-algen-anbau

Folgende Dia-Show zeigt eine kleine Treibhaus - Produktionsanlage. Vielleicht haben Sie Lust, mit einer solchen Spirulina-Minifarm autark zu werden.

www.smartmicrofarms.com/slideshows/olympia-microfarm/

www.spirulinasource.com

J.P. Jourdan erklärt auch die großen Qualitätsunterschiede. Einige Firmen entnehmen die für die Heilerfolge wichtigste Substanz Phycocyanin und verkaufen sie an Lebensmittelproduzenten. Diese verwenden das Blaupigment als natürliche Lebensmittelfarbe. Den beraubten Rest bieten sie günstig an, um auf dem Weltmarkt konkurrieren zu können. Deshalb macht Jourdan sich dafür stark, dass der Phycocyanin-Gehalt auf dem Etikett steht. Fragen auch Sie Ihren Händler danach.

Das Wasser, in denen die Kulturen gedeihen, enthält hauptsächlich Soda (Natriumcarbonat), Stickstoff, Phosphor, Eisen sowie weitere Mineralien und Spurenelemente. Die Becken können mit unterschiedlichen Mineralstoffen *gedüngt* werden. Neben J. P. Jourdan gibt es in Südfrankreich noch mehr als hundert Spirulina-Heimzüchter. Es war ebenfalls ein Franzose, Remy Lucas, dem es 2010 gelang, 100 Prozent biologisch abbaubares Plastikgranulat aus Algen herzustellen:

http://bizforward.de/consumer-trends/bio-plastik-aus-algen-die-geniale-erfindung-von-remy-lucas/#sthash.Z0eW-D8YO.dpuf

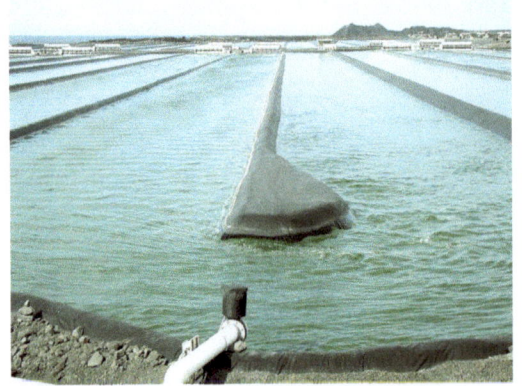

Spirulina wird oft mit der blaugrünen Alge Aphanizomenon flosaque (AFA) verwechselt, die natürlich im Klamath Lake in Oregon gedeiht. Die Spirulina platensis wird, um den bestmöglichen hygienischen Standard zu gewährleisten, in mit lebensmittelechter Folie ausgekleideten Becken gezüchtet. So ist sie vor Mikrocystinen und anderen Verunreinigungen geschützt. Wie auf Hawaii wird die AFA-Kultur mit den Mineralien und Spurenelementen von Vulkangestein gedüngt. Die mir bekannten Konsumenten der wild wachsenden blaugrünen Alge nehmen beide Arten, Spirulina täglich und die AFA wenn sie noch mehr Energie brauchen (Simonsohn 2000).

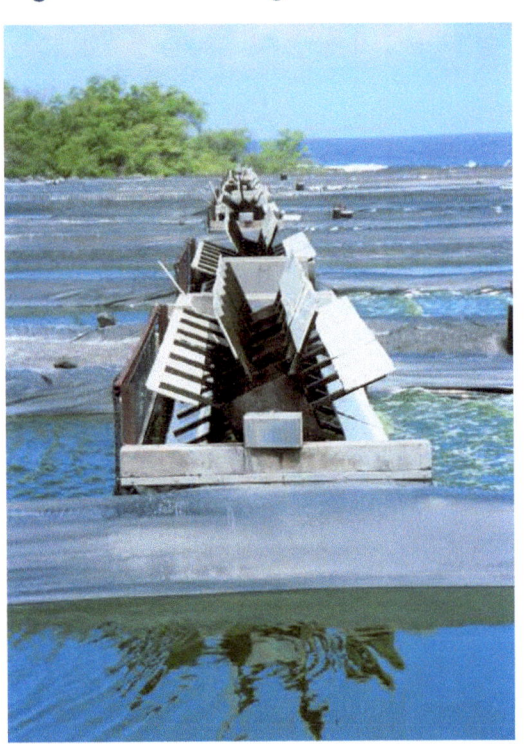

In der Sommersonnenglut ernten die Arbeiter jede Woche. Es gibt nur eine Filteranlage. Deshalb pumpen sie die Becken nacheinander ab, aber nur zu zwei Dritteln. Der Rest der Kulturen verbleibt im Becken zur Vermehrung der nächsten Generation. Das aufgefangene Wasser fließt zurück ins Becken. Die hauchdünnen Spiralfäden werden mit feinen Gittersieben aus rostfreiem Stahl gefiltert. Im Verlauf der Ernte reinigen die Arbeiter mit den Stahlnetzen die Algen mehrmals mit Frischwasser und konzentrieren sie danach mittels vibrierender Siebe. Früher waren die Algen wegen der Gefriertrocknung viel zu lange dem Sauerstoff ausgesetzt. Dies führte zu Qualitätseinbußen. Heute trocknen die großen Produzenten in der Regel im Sprühtrockner. Sie filtern die Kulturen meist durch Gittersiebe. Danach kommt die gebündelte Algenmasse auf vibrierende Siebe, wo sie weiter zusammenballen. Zum Schluss wird das Konzentrat auf einem Vakuum-Förderband-Filter weiter entwässert. Die endgültige Paste besteht aus 15% fester Biomasse. Das aus dem Trockner kommende Algenmehl wird sofort Vakuum verpackt und zum Verschiffen gebracht.

Beim Pressen der Pillen gibt es starke Qualitätsunterschiede. Oft werden Tabletten mit billigen Bindemitteln auf rasch laufenden Maschinen in Formen gepresst und heiß ausgeworfen oder vorm Pressen mit Granulat verrührt. Damit ist das Algenkonzentrat längere Zeit dem Sauerstoff ausgesetzt. Solche Verfahren haben Einbußen von bis zur Hälfte des Carotin-Gehalts zur Folge. Sie kaufen daher besser keine billigen Sorten, sondern achten auf Güte.

* 35 Spirulina-Arten wachsen in Salzseen subtropischer Breiten. Von dort kommen die Kulturen, die in Becken gezüchtet werden.

* Die Kulturen werden in der Regel mit verschiedenen Mineralien angereichert.

* Das langsame Trocknen an der Luft schont hitzeinstabile Vitamine.

* Spirulina-Algen von optimaler Qualität schmecken annehmbar.

* Billig gepresste Tabletten enthalten weniger Vitalstoffe.

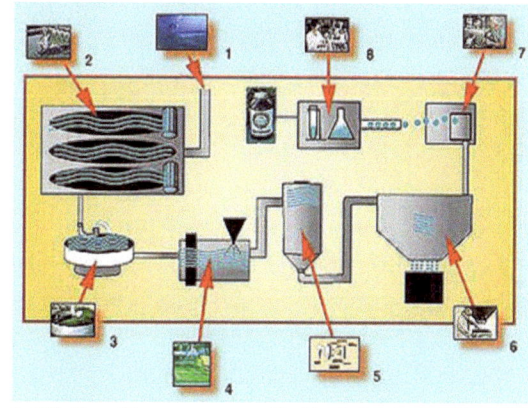

1. Tiefsee-Ressource   2. Zuchtbecken
3. Separationssektionen   4. Vakuum-Waschsystem
5. Ozean-Kalttrocknen   6. Fertigpulver
7. Kaltkompressionstablettierung
8. Extensive Qualitätsanalyse

Empfehlungen zur Einnahme

Spirulina ist kein Medikament, sondern eine natürliche Nahrungsergänzung, also keinesfalls suchterzeugend; sie macht nur süchtig nach Grünzeug. Ergo können ältere Erwachsene täglich **10 bis 30 Tbl**. nehmen; meist wiegen sie 400-500mg. Bei 1-g-Tabletten nehmen Sie nur halb so viel.

Nochmals: Vorsicht vor Billigprodukten! Die hawaiianische und kalifornische Spirulina wie die der chinesischen Inseln, die ich in meinen Büchern beschreibe, können Sie unbedenklich nehmen. Billigprodukte z. B. vom chinesischen Festland sind meist bestrahlt. Mit solcher Ware können Sie keinesfalls die im Buch beschriebenen positiven Wirkungen erzielen.

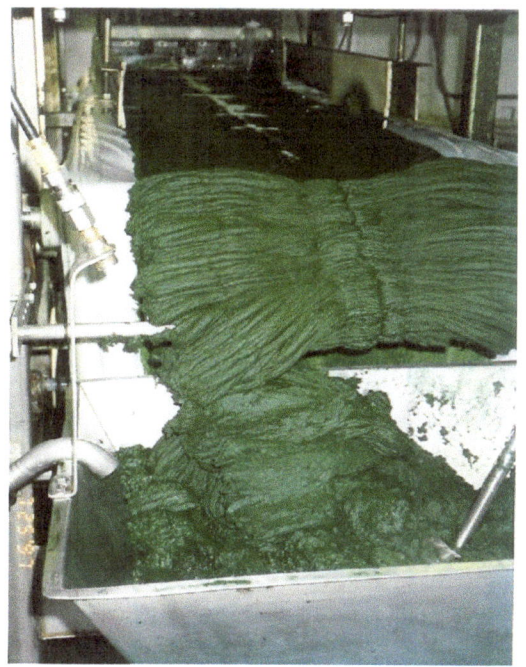

Wenn Sie abnehmen wollen, können Sie 8-10 Tabletten zwei bis dreimal täglich als Zwischenmahlzeit lutschen oder mit einer Gemüsebrühe oder einem Gurken-Shake trinken. Da die Verdauung bei älteren Menschen nachlässt, ist es ratsam, auch Salate bzw. rohes Gemüse mit Wasser und einigen Spirulina-Tabletten, im Mixer verquirlt, zu konsumieren.

Wollen Sie mehrere Kilos loswerden, ist es ratsam, eine Mahlzeit mit einem Spirulina-Drink zu ersetzen. Falls Sie ihn lieber süß mögen, können Sie auch Äpfel, Bananen und Datteln oder Feigen mit Wasser und einigen Spirulina-Tabletten mixen. Wollen Sie zunehmen, nehmen Sie Spirulina besser nach den Mahlzeiten. Es mag sinnvoll sein, die Alge generell nicht zusammen mit tierischem Eiweiß zu konsumieren. Genaueres über Pseudo-Vitamin-B_{12}-Diskussion finden Sie auf Seite 65.

Sofern Sie nur noch müde herumhängen, weil Ihnen eventuell ein Spurenelement fehlt, können Sie mit 20-40 Tabletten ihre Nährstoffharmonie, Vitalität und Leistungskraft wieder finden.

Sind Sie krank und wollen Spirulinas heilende Wirkung unter Beweis stellen, gönnen Sie sich 30g Spirulina (3EL Pulver oder 30 1g-Tbl.), am besten in 1-2 Portionen als Zwischenmahlzeit. In Apfelbrei gerührt, in eine Banane gedrückt oder im Blender als Gemüse- oder Obst-Shake.

Wichtig: Leiden Sie unter Schmerzen, Depression, Diabetes oder Bluthochdruck, konsumieren Sie das *Grüne Gold* besser regelmäßig über den Tag verteilt.

Wenn der Kopf schmerzt, die Augen brennen oder der Hals kratzt, lutschen Sie besser einige Tabletten. Damit können Spirulinas wertvollen Wirkstoffe besonders rasch über die Mundschleimhaut ins Blut gelangen.

Welche Reaktionen können auftreten?

Spirulina ist ein Lebensmittel, eine natürliche Kraftnahrung, kein chemisches Präparat. Eventuelle Nebenwirkungen des täglichen Konsums sind daher generell positiver Art: Sie zeigen Ihnen, dass Sie angesammelte Gifte ausscheiden. Das könnte Unwohlsein verursachen. Deshalb ist es ratsam, dass Sie sich ganz langsam an die Vitalstoffbombe gewöhnen. Sonst kann es durch den hohen Reinigungseffekt zu Blähungen, Durchfall oder Schweißausbrüchen kommen. Daher beginnen Sie besser in den ersten drei Tagen mit einer Tablette und erhöhen die Dosis alle drei Tage um eine. Damit der Entgiftungsprozess optimal läuft, trinken Sie am besten täglich 6 bis 8 Gläser reines Wasser ohne Kohlensäure.

Selbst wenn anfangs keine Nebenwirkungen auftreten, kommt es nach einigen Wochen gewöhnlich zu natürlichen Reaktionen. Denn innerhalb von 4 bis 6 Wochen bauen Sie ihre Abwehrkräfte auf. Die gestärkte und zum Schlag ausholenden weißen Blutzellen produzieren Antikörper, die sich auf Gifte und Krankheitskeime (Antigene) stürzen. Die Makrophagen (Fresszellen) erkennen die markierten Antigen-Antikörper-Komplexe und vernichten sie. Dadurch wird das Blut mit den Trümmerteilen der Abwehrschlacht, wie abgestorbene Erreger, Immunzellen und neutralisierte Schadstoffe, überschwemmt. Es gilt nun, diesen Abwehrabfall zu beseitigen, da es sonst zu Immunkomplex- bzw. Autoimmunkrankheiten kommen kann, wie etwa chronische Magenschleimhaut- oder Dickdarmentzündung. Wie bereits erwähnt,

haben ägyptische Forscher entdeckt, dass Spirulina sich zur Behandlung von chronischer Dickdarmentzündung besser eignet als das entzündungshemmende Medikament Sulfasalazin (Abdel-Daim et al. 2015).

Freilich läuft der Abwehrkampf nicht unbemerkt ab. Psychisch sind Sie voll auf der Höhe. Aber Sie können Ausscheidungen haben, also mehr schwitzen, Wasser lassen oder husten müssen. Der Hals kann kratzen und der Schnupfen kurz nerven. Diese Reaktionen sind positive Zeichen der Heilung. Vielleicht sagen Sie jetzt trotz aller anfänglichen Begeisterung über Spirulinas positive Wirkungen: *Na, das Zeug hilft ja auf Dauer gar nicht, denn ich hab schon wieder eine Erkältung.*

Jetzt heißt es, durchhalten, denn diese Symptome sind ganz normale Reaktionen auf den durch die Alge eingeleiteten Reinigungsprozess. Sie treten gewöhnlich nach 4 bis 6 Wochen ein und können mit Silberionen (Colloidales Silber), Cranberries, Amla-Beeren, Granatapfel, Papaya, Ananas, Lapacho-Tee und vor allem mit viel reinem Wasser unterstützt werden.

Symptome, wie geschwollene Lymphknoten, Fieber, laufende Nase, Husten und Auswurf sind ganz natürliche Reaktionen des sich reinigenden Körpers.

Nach Abschluss dieser Ausscheidungsphase kann es je nach dem Grad der Vergiftung des Körpers noch ein- bis dreimal in Abständen von 4 bis 6 Wochen zu solchen Reaktionen kommen. Während der folgenden Entgiftungsphase wird Ihr Körper von Stoffwechselschlacken befreit. In den nächsten beiden Phasen wird Ihr zellulärer Stoffwechsel angeregt. Mit der gewonnenen Energie und den reparierten Zellen ist nach insgesamt 4 bis 6 Monaten das Immunsystem wieder komplett aufgebaut.

* Bei Reinigungsreaktionen, wie Blähungen oder Durchfall, auf ½ bzw. 1 Tbl. reduzieren und die Dosis alle 3 Tage um ½ bis 1 Tablette erhöhen.

* 3-4 mal, jeweils nach 4-6 Wochen können Ausscheidungssymptome auftreten, wie laufende Nase, Kratzen im Hals oder Husten.

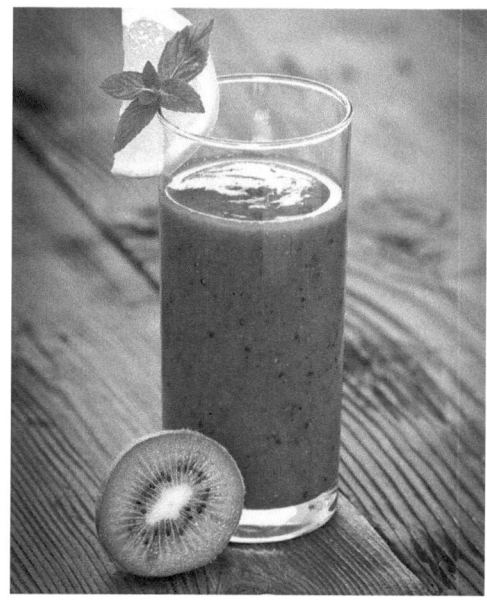

Kiwi-Smoothy-Rezept auf Seite 63

III. SPIRULINAS WERTVOLLE INHALTSSTOFFE

Einzigartige Substanzen der Mikroalge

Zu den herausragenden Wirkstoffen des Mikroorganismus zählen das Anti-Aging Enzym SOD und das Phycobiliprotein Phycocyanin. Letzteres stärkt das Immunsystem, hemmt Krebs und entgiftet den Körper. Spirulinas Vitamin B12, das Cobalamin, ist für Veganer und Vegetarier bedeutsam. Das Beta-Carotin der Alge dient als natürliche Krebsprophylaxe. Ihr Chlorophyll entgiftet und reinigt das Blut. Ihre Polysaccharide regulieren den Blutzucker und schützen vor Darmschäden. Die Gamma-Linolensäure des Mikroorganismus hemmt Entzündungen und regelt Hormone. Seine Sulfolipide und Glykolipide wirken gegen Krebs und AIDS. Und sein einzigartiges Aminosäurenprofil lindert Schmerzen, sorgt für gute Stimmung, Energie und Ausdauer und baut Muskelzellen auf bzw. regeneriert sie.

Der Baum auf Seite 4 zeigt die farbige Pracht von Spirulinas Wirkstoffen. In der Analyse auf Seite 71 können Sie sich über die genaue Zusammensetzung informieren. Wollen Sie tiefer in die Materie der Wirkstoffe eintauchen, lesen Sie weiter. Sonst blättern Sie bis zum Herz auf Seite 33 und lesen nur die Stichpunkte.

Phycocyanin stärkt das Immunsystem, hemmt Krebs und entgiftet den Körper

Die Lebensmittelindustrie verwendet das Blaupigment in Spirulina als natürliche Farbe für Nudeln, Getränke, Süßigkeiten, Kaugummi und Desserts.

Im Bereich der natürlichen Heilung dient es als Fänger Freier Radikale bzw. als Antioxidans. Unabhängige Untersuchungen belegen dem Blaupigment eine entzündungshemmende Wirkung. Phycocyanin beschleunigt die Wundheilung und hilft bei der Heilung von Geschwüren. Zahlreiche Studien zeigen, dass es Viren kaltmacht, Krebs hemmt, weiße Blutkörperchen aktiviert und für geeignete Zellkontrollfunktionen sorgt. Dadurch hemmt es Wachstum, Verbreitung und Neubildung von Krebs, sogar besonders gefährliche Krebsarten, wie die tschechische Forscherin Renata Koníčková und ihr Team 2014 herausfanden. Die einzelnen Studien finden auf meiner Webseite:

www.marianne-e-meyer.com

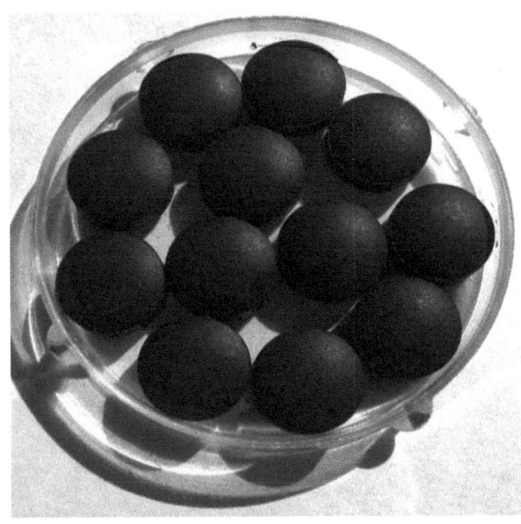

Die indischen Biophysiker M. Kaur Saini und S. Nath Sanyal entdeckten, dass Spirulinas Blaupigment sich als natürliche Nahrungsergänzung zum Vorbeugen von Dickdarmkrebs eignet. Diese in den Industrienationen vermehrt auftretende Form bösartiger Wucherungen ist meist nur bei frühzeitiger Entdeckung heilbar. Da aber viele Menschen Vorsorgeuntersuchungen meiden, sind sie gut beraten, Spirulina zur Vorbeugung zu nehmen und zweimal jährlich eine Darmreinigung (siehe S. 9 und 47) durchzuführen.

Die chinesischen Forscher Chen und Wong stellten fest, dass die antioxidative Wirkung von Phycocyanin, wenn es mit Selen angereichert (Se-PC) war, noch besser wirkte. Auch zeigte es eine starke Aktivität gegen Melanom- (schwarzer Hautkrebs) und Brustkrebszellen.

Fukino und seine japanischen Forscherkollegen entdeckten, dass Phycocyanin die Vergiftung der Niere und damit das Versagen dieses Organs verhindert.

Phycocyanin lässt den gemeinsamen Ursprung des Lebens von Pflanzen und Tieren einschließlich des Menschen erkennen. Denn die Molekularstruktur weist Magnesium wie in der Pflanzenzelle und Eisen wie in der menschlichen Zelle auf. PC ist somit offenbar der Vorgänger des Chlorophylls und des Hämoglobins. Spirulina enthält 12-15% Phycocyanin.

In einer weiteren Studie stellten die Forscher um Yu Ou 2010 fest, dass Spirulinas Blaupigment die Leber vor dem gefährlichen Lösungsmittel Tetrachlorkohlenstoff schützt und Entzündungsprozesse durch seine entzündungshemmende Wirkung auflöst.

* Phycocyanin heilt viele Krebsarten und stoppt sogar Bauchspeicheldrüsenkrebs bereits nach 3 Tagen.

* Spirulinas blaues Pigment entgiftet und schützt die Nieren.

* Phycocyanin beugt Schwermetallvergiftung und Leberentzündung vor.

SOD, das Anti-Aging Enzym

Spirulina enthält Superoxiddismutase (SOD). Der Körper stellt diesen Biokatalysator ebenfalls her, um sich vor schädigenden Umwelteinflüssen zu schützen. Je mehr Sie davon haben, desto länger leben Sie und desto mehr Schutz haben Sie vor Freien Radikalen, wie UV- und radioaktive Strahlen, Chemikalien, Abgase, Alkohol, Medikamente, erhitzte Fette, reaktive Sauerstoffspezis (z. B. Stickstoffmonoxid, Zigarettenrauch). Jedoch müssen dem Organismus die zur Herstellung benötigten Mikronährstoffe zugeführt werden. Spirulina enthält sie alle; die wichtigsten zur Produktion dieses Enzyms sind Zink, Kupfer und Mangan. Dazu liefert der Lichtträger aller Farben des Spektrums jede Menge Sonnenlichtteilchen. Diese von Alexander Gurwitsch 1920 entdeckten Biophotonen, bzw. ihre Speicherfähigkeit, sind für Biophotonenforscher, wie Fritz-Albert Popp und Marco Bischof ein Maß für die Qualität der Nahrung. Sie und weniger die chemischen Elemente in Spirulina, bescheren Ihnen strahlende Gesundheit. Biochemiker und Biophysiker mögen sich darüber streiten, ob Zellen durch Mikronährstoffe aufgebaut werden oder durch Frequenzen des Lichts, also Farbe. Sie sind jedenfalls bestens gewappnet, wenn Sie Ihrem Körper sonnengereifte Frischkost gönnen. Da Jasmuheen und andere dokumentierte Personen beweisen, dass sie ohne zu essen leben, könnte es sein, dass uns Licht und Gase am Leben erhalten.

Studien zur Aktivität von SOD in Krebszellen haben ergeben: Der SOD-Spiegel ist bei Bösartigkeit drastisch herabgesetzt (Kugler 1994). Da die Alge dieses kraftvollste Antioxidans enthält, kann sie uns vor den Seuchen unserer Zivilisation schützen. Dr. Richard Passwater bewies in klinischen Studien: SOD wirkt besonders gegen radioaktive Strahlung. Er führte doppelblinde placebokontrollierte Tests mit an Blasentumoren leidenden Patienten durch, die sich einer Strahlentherapie unterzogen. Sie zeigten: SOD bietet einen starken Schutz gegen ionisierende Strahlen. Die Schulmedizin verwendete dieses auch als Orgotein bekannte Enzym als entzündungshemmendes Mittel. Allerdings hat sich in Studien gezeigt: Eine Ernährung mit ausreichenden Mengen von Kupfer, Zink und Mangan ist der Einnahme von SOD-Präparaten vorzuziehen. Denn die SOD-Aktivität im Gewebe zeigte sich nur bei einer Kost mit geeigneten Nährstoffen. Die medikamentöse Verabreichung blieb ohne jegliche Wirkung (a. a. O.). Dies bestätigt die Biophotonenforschung: Synthetisch ist eben nicht natürlich. Das können sich auch Sportler zu Herzen nehmen, die einen gesunden Muskelaufbau anstreben. Sportmediziner aus Taiwan testeten Spirulinas vorbeugenden Effekt auf Muskelschäden durch trainingsbedingten oxidativen Stress. 16 Schüler nahmen Spirulina 3 Wochen lang zusätzlich zu ihrer normalen Kost ein. Die Ergebnisse der Blutwerte zeigten: Die Aktivität von SOD nach der Nahrungsergänzung mit Spirulina erhöhte sich deutlich. Die Studie deutet darauf hin, dass die Aufnahme der blaugrünen Alge Muskel-Skelett-Schäden vorbeugt und die Erschöpfungszeit verringert (Lu et al. 2006).

* SOD verjüngt und verlängert das Leben. Spirulina enthält SOD und alle Spurenelemente zur Herstellung des Enzyms.

* SOD schützt gegen Vergiftungen, Strahlenschäden u. a. Radikale.

* Krebspatienten haben einen geringen SOD-Spiegel.

* Lebensmittel mit den SOD-aufbauenden Mineralien Kupfer, Zink und Mangan (Gemüse, Pilze, Haferflocken, Vollkornmehl, Fisch, Nüsse, Samen, Hülsenfrüchte) hemmen Entzündungen besser als synthetisches Orgotein.

Weitere enzymatische Heinzelmännchen

Neben SOD wirken zahllose weitere Enzyme als Biokatalysatoren. Sie regulieren als Zündfunken sämtliche Stoffwechselprozesse und anderen Vorgänge im Körper. Sie ermöglichen diese eigentlich erst.

Ohne diese früher als Fermente bezeichneten Beschleuniger können Sie weder denken noch atmen oder verdauen. Je weniger Enzyme Sie zu sich nehmen desto weniger klappt Ihr Stoffwechsel. Enzyme helfen bei Entzündungen, Blutergüssen, Zerrungen und Gelenkentzündungen. Zudem lösen sie Immunkomplexe auf (Antigen-Antikörper-Reaktion), die durch den Abwehrkampf weißer Blutkörperchen mit eindringenden Fremdkörpern entstehen.

In einem persönlichen Gespräch teilte mir mein Lehrbeauftragter in Humanbiologie an der FHS Ffm., Professor Günter Kahl, am 22.5.2000 folgendes mit: Menschen haben etwa 100.000 Gene, Bakterien dagegen nur 2000 (*Haemophilus influenzae*) bis maximal 3000. Als Cyanobakterium besitzt Spirulina von etwa 3000 Genen grob geschätzt 2000 protein-codierende Gene. Von diesen sind ein Teil Strukturproteine, ein anderer Teil Regulationsproteine, sodass man etwa mit 1000-1500 Enzymen rechnen kann. In Wirklichkeit sind jedoch wesentlich mehr Enzyme in der Zelle. Denn zum einen gibt es mehr als ein Enzym für die gleiche Reaktion im Stoffwechsel (sogenannte Isoenzyme), zum anderen liegen die Enzyme vielfach chemisch verändert vor: Etwa durch Einführungen von Phospor- oder Acetylgruppen, um nur zwei zu nennen.

Von der Tiefe dieses akademischen Einblicks zurück zu dem, was für Sie wichtig ist: Spirulinas hoher Enzymgehalt schont Ihre Bauchspeicheldrüse, die im Leben nur eine bestimmte Menge an Enzymen herstellen kann. Ohne Frischkost bzw. Spirulina macht sie rasch schlapp.

* Spirulina besitzt ca. 2000 eiweißverschlüsselte Gene und etwa 1000-1500 Enzyme.

* Ohne Nahrungsenzyme malocht sich das Pankreas beim Produzieren der Verdauungsenzyme zu Tode und Sie sterben früher.

Spirulina enthält aktives Vitamin B_{12}

Vegetarier, Veganer, Vielfleischesser, ältere Menschen, Alkoholiker und an chronischen Erkrankungen des Verdauungstrakts Leidende können einen Vitamin-B_{12}-Mangel haben. Dieser kann sich durch Blutarmut (Blässe, Müdigkeit) oder neurologische und psychiatrische Symptome, wie Kribbeln, Taubheitsgefühl, Schwäche, Reizbarkeit, depressive Verstimmungen und Psychosen äußern.

Viele Ernährungsexperten gehen davon aus, dass nur tierische Kost Vitamin B_{12} (Cobalamin) enthält. Dies führt zu Unsicherheit bei den Veganern. Vitamin B_{12} erhalten wir in der Regel von Mikroorganismen. Es ist daher auch im Cyanobakterium Spirulina enthalten, etwa so viel wie in Kalbsleber. Spuren von B_{12} befinden sich in Nori, Wakame und anderen essbaren Algen sowie in Miso und anderen fermentierten Soja-Produkten.

Pflanzen, die auf humusreicher Erde wachsen, können auch Spuren des blutbildenden Vitamins enthalten; ebenso un- oder nur leicht gewaschene Wildkräuter. Sie pflücken diese aber vernunftgemäß nur in abgasfreien Zonen. Auch im nicht mit Pestiziden tot gespritzten Korn leben winzige Käfer und Insekten, die das einzige wasserlösliche Vitamin, das im Körper gespeichert wird, in sich bergen. Wer dennoch Angst vor einer Mangelversorgung hat, ist mit Vitamin-12-Sublingual-

Lutschtabletten oder Tropfen, am besten als Methylcobalamin, gut beraten. Noch schneller füllen Sie Ihr Depot mit Vitamin-B_{12}-Ampullen. Ich spritze 3–4 mal pro Jahr 1500 µg Hydroxocobalamin.

Doch wer hätte das gedacht? Die meisten Menschen mit einem Vitamin-B_{12}-Mangel sollen keine Vegetarier, sondern Carnivoren sein, also Fleischesser; ebenso Süßmäuler und ältere Menschen. Denn die heute üblich verzehrten Massen an Fleisch und Süßigkeiten führen zu Übersäuerung. Diese schädigt auf Dauer die Magen- und Darmschleimhäute, reduziert den der Cobalamin-Aufnahme dienenden Intrinsic-Faktor und schmirgelt die Schutzschicht der Nervenzellen ab. Dadurch kann der Darm das in der Nahrung befindliche Vitamin B_{12} über kurz oder lang nicht mehr aufnehmen.

Es gibt zwei Formen von Vitamin B_{12}, die metabolisch aktive, die der Körper absorbieren und verwerten kann und die sogenannten Vitamin-B_{12}-Analoga, die angeblich schädlich seien. Beide Formen sind in tierischen Produkten ebenso vorhanden wie in Spirulina. Studien zufolge sollen die Pseudo-B_{12}-Vitamine die metabolisch aktiven behindern. Andere Tests widerlegen dies und wieder andere ergaben, dass die Cobalamin-Analoga die aktiven nur bei Rohköstlern nicht behindern. Ein weiteres Ergebnis ist, dass frische Algen echtes Vitamin B_{12} enthalten, getrocknete jedoch nur noch Vitamin-B_{12}-Analoga (Yamada 1999). Die pflanzlichen Prozesse beim Trocknen scheinen hier zu chemischen Reaktionen zu führen, die das Vitamin B_{12} zersetzen. Wer also Spirulina selbst anbaut (siehe S.14), kann die Mikroorganismen gleich nach dem Ernten verzehren.

* Vielfettesser sind wegen Übersäuerung oft von Vitamin-B_{12}-Mangel betroffen

* Schwäche, Reizbarkeit, Müdigkeit, Depression, Blässe oder Kribbeln können einen Vitamin-B-12-Mangel anzeigen

* Essbare Algen und fermentierte Sojaprodukte bergen Vitamin B_{12}. Spirulina enthält etwa so viel B_{12} wie Kalbsleber.

* Tierische Produkte und Algen enthalten im Stoffwechselprozess verwertbares Vitamin B_{12} sowie Pseudo-Vitamin-B_{12}.

Beta-Carotin als Krebsprophylaxe

Zahlreiche Studien beweisen: Wer carotinreiches Obst und Gemüse konsumiert, reduziert das Risiko, an verschiedenen Arten von Krebs zu erkranken. Jedoch wird vor synthetischen Carotin-Präparaten gewarnt! Denn bei Studien in USA und Norwegen wiesen die Teilnehmer nach der Einnahme von isolierten Carotin-Präparaten ein höheres Krebsrisiko auf. Dagegen verringerte es sich nach dem Verzehr von nur einer Karotte pro Tag um 40%. Neben dem Krebsschutz sorgt Beta-Carotin auch für eine gesunde Haut und beugt Augen- und Herz-Kreislauferkrankungen vor. Da eine Fettstoffwechselstörung zu den Hauptrisikofaktoren für Herzerkrankungen zählt, untersuchten 2014 Yang und sein Team von der Universität in Connecticut, USA, die Auswirkungen einer Langzeit-Ergänzung von Blaualgen auf den Fettstoffwechsel. Sie fütterten männliche Mäuse 6

Monate lang mit einer durch Spirulina ergänzten Kost. Diese Tiere zeigten niedrigere Gesamtcholesterin- und Triglycerid-Konzentrationen als die Kontrollmäuse. Eine Ergänzung der Nahrung mit Spirulina kann daher eine Fettstoffwechselstörung und die damit verbundenen chronischen Leiden verhindern.

* Natürliches Beta-Carotin reduziert das Krebsrisiko, synthetisches erhöht es.

* Beta-Carotin beugt Haut-, Augen- und Herz-Kreislauferkrankungen sowie Fettstoffwechselstörungen vor.

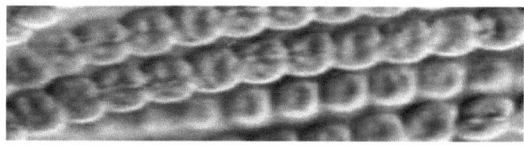

Chlorophyll entgiftet & reinigt das Blut

Das *Grüne Blut* reinigt und entgiftet unsere Lebenssäfte. Wie erwähnt, unterscheidet es sich vom roten Blutfarbstoff Hämoglobin nur durch seinen Magnesiumkern. Letzterer gibt dem Chlorophyll die grüne Farbe. Hämoglobin erhält die rote Farbe vom Eisenkern. Diese Ähnlichkeit mit dem roten Blutfarbstoff ist einer der Gründe für Spirulinas positive Wirkung bei Anämie. Denn sie ermöglicht eine Umwandlung von Chlorophyll in Hämoglobin.

Der die Hämoglobinbildung stimulierende Sauerstoffträger tötet feindliche anaerobe Mikroben und bindet Schwermetalle, wie Blei, Quecksilber und Cadmium. Auch scheidet er chlorierte Kohlenwasserstoffe aus. Diese Pestizide zählen zum dreckigen Dutzend des Umweltprogramms der UN. Spirulina enthält 1% Chlorophyll.

* Das *grüne Blut* erhöht den Wert des roten Blutfarbstoffs (Hämoglobin).

* Chlorophyll bindet Pestizide, Schwermetalle u. a. Gifte und scheidet sie aus.

Polysaccharide regulieren den Blutzucker und schützen vor Darmschäden

Spirulina besteht zu 12-15% aus diesen hochmolekularen Kohlenhydraten, vorwiegend in Form von Rhamnose und dem Reservekohlenhydrat Glykogen. Letzteres spielt eine wichtige Rolle beim Regulieren des Blutzuckerspiegels. Polysaccharide stimulieren auch die zelluläre Immunität, indem sie die Produktion der Makrophagen (große Fresszellen) sowie der Killer- und Helferzellen erhöhen.

1996 stellten Hayashi und Kollegen fest, dass ein Wasserextrakt der blaugrünen Alge (Calcium Spirulan) die Nachbildung von *HIV-I*, Herpes simplex und anderer Viren hemmt. Ihre antiviralen Effekte bestätigte Hayashi 2008 an der Universität Toyama, Japan, sogar in den Nachbildungsstufen nach dem Eindringen in die Zellen der Virenbildung. Calcium-Spirulan hält die Membranen der Zellen des menschlichen Immunsystems flexibel. Dadurch gelingt es den Viren nicht mehr, an den Zellwänden anzudocken und in die Zellen einzudringen. 2009 entdeckten tunesische Forscher um Majdaub den gerinnungshemmenden Faktor von Calcium Spirulan.

An Tumorzellen zeigten Tests von Matthias Peschanel an der Universität Kiel vielversprechende Ergebnisse.

2013 konnten Kawanishi und seine japanischen Forscherkollegen nachweisen, dass Spirulinas komplexe Polysaccharide gefährliche Hirntumore unterdrückten. Akira Tominaga und seine japanischen Kollegen von der Kochi Universität analysierten die Schädigung menschlicher Epithelzellen und deren Rekonstruktion mit Spirulinas komplexen Polysacchariden. Sie verwendeten menschliche quasi normale FPCK-1-1-Zellen aus einem Dickdarm-Polypen bei einem Patienten mit familiär bedingt vermehrtem Auftreten von zunächst gutartigen Polypen. Die Forschungen der Japaner deuten darauf hin, dass uns Spirulinas komplexe Polysaccharide zum Vorbeugen von Darmschäden nützlich sein können (2013).

* Spirulinas Polysaccharide erhöhen die Produktion von weißen Blutkörperchen und wirken gegen Viren.

* Das sulfatierte Polysaccharid Calcium-Spirulan sorgt für Zellflexibilität und verhindert das Andocken der Viren.

* Spirulina beeinflusst die Blutgerinnung.

Gamma-Linolensäure hemmt Entzündungen und regelt Hormone

Der Körper braucht Fette, doch nur solche, die er selbst nicht herstellen kann: nämlich essentielle Fettsäuren, auch Vitamin F oder kurz EFA (essential fatty acids) genannt.

Die in Spirulina zahlreich vorhandenen EFA sind Vorläufer der Prostaglandine. Diese Gewebshormone agieren als Boten und Regulatoren bei den verschiedensten Körperprozessen. Sie sorgen für schöne Haut und Haare sowie für niedrige Blutdruck-, Cholesterin- und Triglyzeridwerte. Das Gehirn ist auf EFA für eine normale Entwicklung und Funktion angewiesen. Sie helfen bei Herz-Kreislauf-Erkrankungen, Candida, Ekzemen und Psoriasis.

Spirulina enthält mehr als 5% Lipide oder Fette. Es handelt sich überwiegend um essentielle Fettsäuren. In der Analyse im Anhang sind nur die wichtigsten aufgeführt: die Linol- und die Gamma-Linolensäure (GLA). Sie machen zusammen 211 mg pro Esslöffel (EL) Spirulina Pulver aus. Andere in der Alge vorhandene essentielle Fettsäuren sind DHA, Alpha-Linolensäure und Dihomogamma-Linolensäure. Gupta und seine indischen Forscherkollegen fanden 2010 heraus, dass eine Behandlung mit Spirulina das Osteoporose-Risiko durch das Anti-Diabetika Rosiglitazon reduziert.

Spirulina enthält pro Esslöffel 110 mg Gamma-Linolensäure, die sonst nur noch in der Muttermilch, in Ölextrakten der Nachtkerze, des Hanf- und Borretschsamens und in der Schwarzen Johannisbeere vorkommt. Eine 500-mg-Kapsel Nachtkerzenöl enthält 45 mg. Gamma-Linolensäure hilft beim Regulieren des gesamten hormonellen Systems.

Alkohol und tierische Fette, ausgenommen Fischöl, können einen Mangel an GLA hervorrufen. Studien zeigen, dass ein solcher Mangel zu vielen Gesundheitsproblemen führen kann. Daher ist die exzellente Nahrungsergänzung Spirulina so wertvoll.

* Spirulinas essentiellen Fettsäuren (EFA)

sorgen für schöne Haut und Haare, einen geregelten Kreislauf, niedrige Fettwerte und gute Gehirnfunktionen.

* EFA helfen beim Senken der Fettwerte und bei den Gehirnfunktionen. Sie haben einen positiven Effekt auf Haut, Haare, Herz, Kreislauf, Candida und Ekzeme.

Sulfolipide und Glykolipide wirken gegen Krebs und AIDS

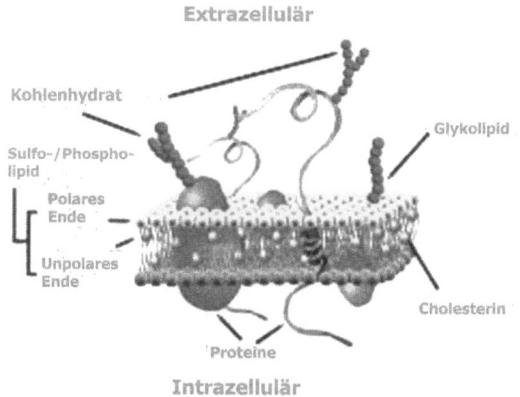

40% der in Spirulina enthaltenen Lipide sind Glykolipide und etwa 2% Sulfolipide. Bei letzteren handelt es sich nachweislich um eine wertvolle Substanz für Menschen, die an Krebs oder AIDS leiden.

1989 regte das Nationale Krebsinstitut der USA (NCI) eine Studie an, bei der Gustafson und sein Team folgendes feststellten: Die sulfonsäurehaltigen Anteile der Glykolipide in Spirulina zeigten sich *bemerkenswert effektiv* gegen das *Humandeficiency-Virus*: Sie schützen die T-Zellen gegen die toxische Wirkung des *HIV-1*. Indessen ist mehr als ein Vierteljahrhundert vergangen. Die Tests mit Spirulina an AIDS-Patienten ließen sich in den 20 Folgejahren an einer Hand ablesen.

Terry L. Pulse führte 1989 eine Studie mit 28 Patienten durch, die an voll ausgebrochenem AIDS litten. Sie erhielten einen Aloe-vera-Drink mit Spirulina und Nachtkerzenöl. Bei 16 Patienten zeigten sich enorme Verbesserungen! 2 Patienten waren nach 180 Tagen *HIV*-negativ, später kamen noch 5 hinzu!

Werden diese Erkenntnisse von Medizinern genutzt? Ach woher! Total unprofitabel! Am liebsten würden sie Spirulina zusammen mit den Silberionen verbieten. Da wir in einer Welt leben, in der Ärzte die Gesundheit, Rechtsanwälte die Gerechtigkeit und Universitäten das Wissen zerstören, bleibt uns nur die Eigeninformation. Schaffen wir uns ein Wissen via Bücher und Internet über die wahren Ursachen von erworbener Immunschwäche und über die wirklich wirkenden natürlichen Heiler. Da viele das tun, dient die als Liebestöter und Angstmache seit Anfang der 1980er Jahre gehandelte *Jahrhundertseuche* AIDS langsam aus. Der Zeugung künftiger Steuerzahler steht nur noch die Angst vor einer unsicheren Zukunft mit schlecht bezahlten Jobs im Weg. Diese könnte durch eine wegen progressiver Arbeitsweisen sowieso irgendwann notwendige Maschinensteuer und einem Bürgergeld, gepaart mit der Ablösung des komplizierten Sozialrechts, ausgeräumt werden. Mit dem Abbau der Kontrollorgane und dem Verkauf von Immobilien und Ländereien könnten die Staatsschulden abgebaut werden; so denken jedenfalls CDU-Politiker Dieter Althaus, dm-Chef Götz Werner und andere kluge Köpfe. Sprechen wir besser mit unseren Volksvertretern oder machen selbst Politik!

Geben wir unser gutes Geld für destruktive Pharmaka aus, finanzieren wir unsere eigenen Leiden und beteiligen uns am größten Massensterben aller Zeiten. Denn Hormone und Antibiotika in Abwässern werden in Kläranlagen nicht eliminiert! In Afrika hat die Wasserverunreinigung, vor allem durch verbotene Pestizide, bereits verheerende Auswirkungen gezeigt. Aber einige Leute denken, wir bräuchten die Seuchen wegen der Überbevölkerung!

* Spirulinas Sulfolipide wirken nachweislich gegen Krebs und AIDS

* Da wir uns alle durch Medikamente, Umweltgifte, Fehlernährung und Bewegungsmangel einen Immunmangel erwerben können, sind wir mit dem regelmäßigen Spirulina-Konsum gut beraten.

Die Vitamine der Alge beugen Mangelerkrankungen vor

Gemeinsam mit den Enzymen sorgen die Vitamine für den angemessenen Ablauf aller Körperfunktionen im menschlichen Organismus. In der Regel stellt der menschliche Körper keine Vitamine her. Wir tun gut daran, sie regelmäßig mit der Nahrung aufzunehmen. Vitalstoffe von Wild-/Heilkräutern, Baum-/Feldfrüchten oder Spirulina u. a. konzentrierten Nahrungsergänzungen sind allen synthetischen Multivitaminpräparaten vorzuziehen. Denn künstliche Stoffe stehen im Verdacht, Allergien und andere unerwünschte Nebenwirkungen auszulösen. Auch kann es bei den fettlöslichen Vitaminen A, D, E und K zu Überdosierungen kommen, da sie vor allem in der Leber gespeichert werden. Spirulina enthält diese wertvollen Makro- und Mikronährstoffe in einzigartig ausgewogener Zusammensetzung.

Pro-vitamin A (Carotinoide)	verhindert Nachtblindheit, beugt Augenkrankheiten vor und vermindert das Risiko, an Krebs zu erkranken.
Vitamin E (α-Tocopherol)	Als *Rostschutzmittel* schützt es Fette vorm Oxidieren und verhindert Altersflecken. Es verbessert die Sauerstoffauswertung und wirkt sich positiv auf Blutbild, Fruchtbarkeit, Muskulatur und Gehirn aus.
Vitamin B$_1$ (Thiamin)	fördert die Funktion von Nerven und Muskeln, nebst des Herzmuskels. Eine Mangelerscheinung ist die Beriberi-Krankheit. Ursache kann eine extrem einseitige Ernährung oder Alkoholsucht sein. Symptome sind Ödeme, Vergrößerung der Leber, schweres Atmen, taube Hände und Füße, Nervosität und Schwäche.

Vitamin B2 (Riboflavin)	spielt eine wichtige Rolle beim Abbau und bei der Verwertung von Kohlenhydraten, Fetten und Eiweißen. Es sorgt für Energie, gesunde Haut und Augen. Alkohol, Antibabypille und Antidepressiva können folgende Mangelerscheinungen hervorrufen: spröde Lippen, wunde Mundwinkel, Lichtempfindlichkeit und Sehschwäche.
Vitamin B3 (Niacin)	Nicotinsäure und Nicotinamid können aus der Aminosäure Tryptophan gebildet werden. Niacin ist am Funktionieren des Nerven- und Verdauungssystems sowie am Hirnstoffwechsel beteiligt. Es wirkt gefäßerweiternd und ist wichtig für die Zellatmung und -energie. Ein Mangel kann zu Pellagra führen; Symptome: Pusteln, Durchfall, Kopfschmerzen und Depression.
Vitamin B5 (Panthothensäure)	Das Anti-Stress-Vitamin beteiligt sich bei der Herstellung entzündungshemmender und nahrungsverwertender Kortikoide und der Geschlechtshormone. Es stärkt die Abwehrkraft, macht fit und schlank. Wer Fertiggerichte, Weißmehl, Zucker und Alkohol konsumiert, kann einen Mangel an Vitamin B5 entwickeln. Mangel-Symptome sind: Müdigkeit, Kopfschmerzen, Übelkeit, Kribbeln, Taubheitsgefühl, Bauchschmerzen, Muskelkrämpfe und Anfälligkeit für Atemwegsinfektionen.
Vitamin B6 (Pyridoxin)	ist an der Eiweiß- und Fettverdauung beteiligt. Es fördert das Wachstum, sorgt für gute Nerven, entwässert und stärkt die Immunabwehr. Bei extremer Eiweiß- und Alkoholzufuhr sowie bei starker körperlicher Belastung oder Einnahme von Antibabypille und Schmerzmittel kann es zu einem Mangel kommen. Symptome: Wunde Mundwinkel, Infektionsanfälligkeit, Reizbarkeit, Depression, schlechte Haut.
Vitamin B12 (Cobalamin)	wird von Mikroorganismen gebildet und als einziges wasserlösliches Vitamin im Körper gespeichert. So kann die Versorgung über Jahre hinweg gesichert sein, falls keine massiven Magen- oder Darmschäden vorliegen. Letztere könnten das Fehlen des Intrinsic-Faktors, ein zur

	B12-Resorption benötigtes Glykoprotein, zur Folge haben. Cobalamin fördert die Produktion der roten Blutkörperchen im Knochenmark, sorgt für ein funktionierendes Nervensystem und wird bei der Zellteilung und zur Aktivierung der Folsäure benötigt. Mangelerscheinungen: Haut-/ Schleimhautschäden, Nervenstörungen, Blutarmut, Blässe, Appetitlosigkeit, Darmschäden, Durchfall, Reizbarkeit, Müdigkeit
Biotin (Vitamin H)	ist wichtig für die Haut, den Haarwuchs und das Zentralnervensystem. Es hilft, Muskelschmerzen zu lindern. Ein Mangel ist meist die Folge einer geschädigten Darmflora.
Inositol	wirkt gegen Nervenschwäche und Angstzustände. Es hilft bei Störungen des Leberstoffwechsels, besonders bei Fettleber. Inositol regt die Magen- und Darmtätigkeit an, verhindert Arteriosklerose und wird für die Spermienbildung gebraucht.
Folsäure	ist wichtig für Wachstum, Gehirn und Reproduktion. Es verhindert Fehlgeburten und Schäden des Fötus. F. sorgt für die Produktion roter Blutkörperchen und für ein funktionierendes Nervensystem. Ein Mangel dieses Vitamins, kombiniert mit Eisenmangel, ist in den westlichen Industrieländern der häufigste Vitaminmangel. Verursacht wird er durch Alkohol- und Tablettenkonsum sowie durch Kochen und Braten.

Spirulinas Mineralien alkalisieren und harmonisieren

Pflanzen brauchen zum Wachsen die Elemente des Staubs, der sich über Millionen von Jahren hinweg aus abgetragenem Gestein gebildet hat. Wir benötigen pflanzliche Mineralien für eine ausgewogene Kombination von Körperflüssigkeiten, den Aufbau der Knochen und des Blutes sowie für einen geregelten Spannungszustand von Muskeln und Herz-Kreislauf-System.

Die Mineralstoffe und Spurenelemente wirken, wie die Vitamine, als Coenzyme. Sie sind an allen enzymatischen bzw. katalysatorischen Aktivitäten beteiligt und helfen dem Körper, seine Funktionen zu erfüllen. Fehlt ein einziges Mineralsalz, verändert sich das Verhältnis zu den anderen Salzen. Bleibt das Ungleichgewicht unkorrigiert, kann die darauf folgende Kettenreaktion zu Erkrankungen führen. Spirulina enthält ein ausgewogenes Sortiment an Mineralien und Spurenelementen in biologisch verfügbarer Form.

Pflanzlich verstoffwechselte Salze werden vom menschlichen Organismus optimal absorbiert. Dagegen verursachen Mineralsalzpräparate oft Ablagerungen und Entzündungen, folglich Schmerzen.

Basische Stimmungsaufheller bieten auch grünblättrige Pflanzen, vor allem Wildkräuter. Da wir aber selten nah an abgasfreien Wiesen wohnen, um uns täglich damit versorgen zu können, dürfen wir uns glücklich schätzen, dass uns Spirulina die folgenden Mineralien und Mikroelemente ohne Abgase, Herbizide, Pestizide und Schwermetalle liefert:

Calcium	bildet feste Knochen und Zähne, sorgt für regelmäßigen Herzschlag und Übertragung von Nervenimpulsen. Es senkt den Cholesterinspiegel und beugt Krebs, Osteoporose & Herz-Kreislauferkrankungen vor. C. aktiviert diverse Enzyme und ist an der RNS-DNS-Strukturierung beteiligt.
Chrom	schützt die Herzkranzgefäße, sorgt für Energie, gleicht Blutzuckerschwankungen aus und beugt Arterienverkalkung vor. C. fördert den Abbau von Fett und Muskelgewebe, kann gegen Osteoporose helfen und zur Lebensverlängerung beitragen.
Eisen	transportiert Sauerstoff zu den Zellen und sorgt für den Abtransport von Kohlendioxid zur Lunge. Es ist unerlässlich für die Bildung des roten Blutfarbstoffs Hämoglobin und des Muskelfarbstoffs Myoglobin. Das Blut bildende Salz beugt Anämie vor und stärkt das Immunsystem.
Germanium	ist wichtig fürs Gehirn und hilft gegen degenerative Erkrankungen. Es leitet Cadmium und Quecksilber aus, fördert die Sauerstoffversorgung des Gewebes und beugt so Schlaganfällen vor. Auch können mit Germanium Verbesserungen bei Arthritis, Krebs, Candida, chronisch-viralen Infekten und AIDS erreicht werden.
Kalium	sorgt für gesunde Nerven und reguliert den Wasserhaushalt, Blutdruck und Herzschlag. Es hilft, Schlaganfällen vorzubeugen und angemessene Muskelkontraktionen zu fördern. Diuretika, Durchfälle, Erbrechen und Abführmittel können zu einem Kaliumverlust führen.
Kupfer	ist ein wesentlicher Bestandteil vieler Enzyme. Es hilft

	beim Aufbau der Knochen, der roten Blutkörperchen und des Hämoglobins. Zusammen mit Zink und Vitamin C bildet es Elastin. K. hilft gegen Osteoporose, ist an der Färbung von Haut und Haaren sowie am Geschmack beteiligt. Es sorgt für starke Nerven und Gelenke.
Lithium	zählt zu den Psychopharmaka und wird zum Vorbeugen und Behandeln manisch-depressiver Zustände eingesetzt.
Magnesium	bildet Knochen und Zähne; sorgt für adäquate Muskelkontraktion. Es hilft, Nervenimpulse zu übertragen und Energie produzierende Enzyme zu aktivieren. M. hilft, den pH-Wert im Normbereich zu halten und beugt Herz-Kreislauf-Erkrankungen, Osteoporose & einigen Krebsarten vor. Das basische Salz sorgt für gute Laune und stabile Nerven.
Mangan	wird für den Eiweiß- und Fettstoffwechsel, ein gesundes Immunsystem, gute Nerven, Energiegewinnung, Knochenwachstum und für die Reproduktion gebraucht. M. hilft, Knorpel und Genschmiere aufzubauen.
Molybdän	sorgt in Minimaldosen für den Stickstoffmetabolismus und hilft in den letzten Stadien der Umwandlung von Purinen in Harnsäure. Ein Mangel kann zu Krebs oder Mund- und Gaumenbeschwerden führen.
Selen	erhält zusammen mit Vitamin E Herz und Leber gesund. Als kraftvolles Antioxidans verhindert es das Oxidieren von Fetten und die Bildung von Freien Radikalen. S. beugt einigen Tumorarten vor. Es sorgt für eine funktionierende Bauchspeicheldrüse und für die Elastizität des Gewebes.
Zink	sorgt für die Proteinsynthese, den Collagen-Aufbau und ein gesundes Immunsystem. Es stärkt die Knochendichte, fördert die Wundheilung und ist wichtig für die reproduktiven Organe. Zink schärft den Geschmacks- u. Geruchssinn und beugt der Adernverkalkung und dem Krebs vor.

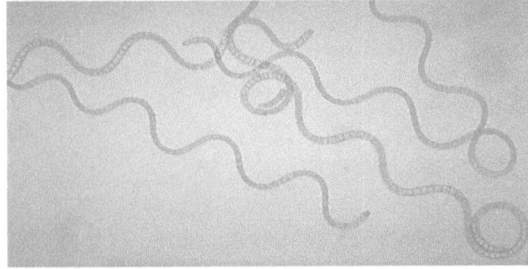

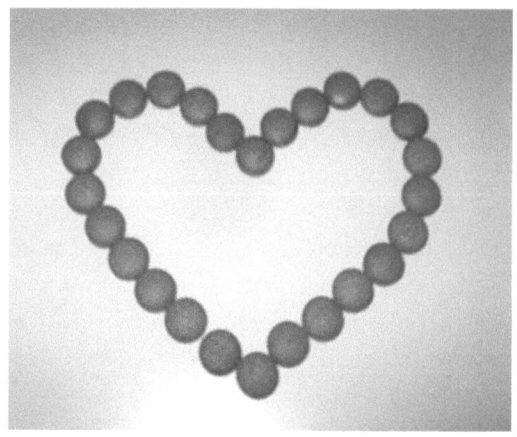

Das zweite Herz will Ihnen anzeigen, dass es ab hier für Sie wieder spannender werden könnte.

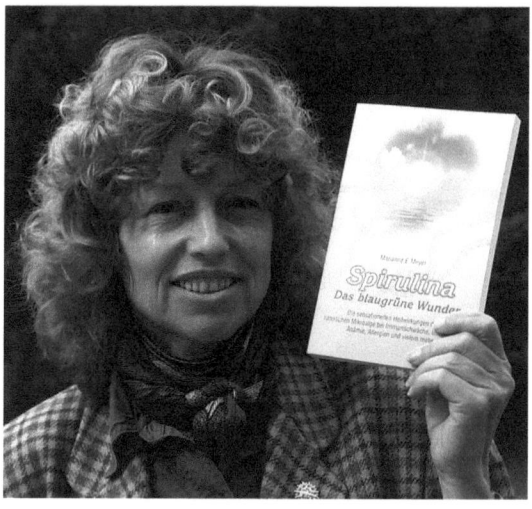

Die Autorin mit ihrem rund 80.000 mal verkauften Bestseller *Spirulina, das blaugrüne Wunder.*
   Das Foto wurde seinerzeit vom Pressefotograf des *Darmstädter bzw. Odenwälder Echos,* Guido Schiek, abgelichtet und in einem ganzseitigen Artikel veröffentlicht.

V. SPIRULINAS GESUNDHEITS-FÖRDERNDE EFFEKTE

Ein immer dichteres Netz wissenschaftlicher Untersuchungen bestätigt die Wirkungsvielfalt der Mikroalge. Von Universitätskliniken und anderen Forschungszentren überall auf der Welt wurde die urgesunde Lichtnahrung auf ihre Heilwirkungen hin untersucht, und die Ergebnisse sind mehr als vielversprechend. Doch:

Bevor Sie Spirulina im Krankheitsfall einsetzen, ist eine radikale Darmreinigung dringend angeraten. Denn nur dann können die wertvollen Nährstoffe des Mikroorganismus vollständig absorbiert werden. Ansonsten werden sie als „kostbarer Kot" oder „teurer Urin" ausgeschieden. Krankheiten basieren auf verschlackte Darmwände. Sie sind die größte Gefahr für den Körper. Daher gilt es, diese Verkrustungen zuerst zu lösen.

Wie das geht, erfahren Sie auf Seite 47.

Rasche Wirkung bei allergischen Reaktionen

Auch Allergien deuten darauf hin, dass der Körper schon bis zur Halskrause vergiftet und verschlackt ist. Wenn Sie chemische, die Histaminproduktion hemmende Arzneien (Antihistaminika) nehmen, belasten Sie den Organismus zusätzlich. Natürlich wehrt sich das Immunsystem, denn es ist seine Aufgabe, alle fremden Stoffe, die nicht in den Körper hinein gehören, unschädlich zu machen und über Haut, Atemwege, Darm oder mit dem

Urin auszuscheiden. Daher ist es sinnvoll, bei Überempfindlichkeiten die antiallergisch wirkende Schraubenalge regelmäßig zu verwenden.

Neben Umweltgiften und Lebensmittelchemie gibt es einen weiteren Grund für die Zunahme von Allergien. Sie kennen das vielleicht noch: Früher haben Kinder ständig Sauerampfer, Butterblumen, Gänseblümchen, Löwenzahn, Wegmalven, Ackerwinden und andere essbare Pflanzen gemampft. Der auf Kräutern sitzende Blütenstaub macht uns unempfindlich, er wirkt desensibilisierend. Das heißt, wenn wir stets geringe Mengen davon aufnehmen, haben wir uns bis zur Zeit, wenn die Pollen uns vor der Nase herum schwirren, schon so sehr daran gewöhnt, dass sie uns kaum noch zum Niesen bringen.

Aus eigener Erfahrung weiß ich, wie rasch Spirulina bei Überempfindlichkeitsreaktionen für Erleichterung sorgt. Ohne den natürlichen Heiler würde ich unter schwerem Heuschnupfen, Nahrungschemie- und Tierhaarallergie leiden. Verwende ich ein paar Tage lang kein Spirulina, jucken meine Augen beim Streicheln von Katzen und Kaninchen. Oder ich habe das Gefühl, an Schleim zu ersticken, wenn ich künstliche Stoffe aus der Nahrung aufnehme. Lutsche ich 3 bis 4 Spirulina-Tabletten oder trinke Fruchtsaft mit etwas Pulver, bin ich nach 2-3 Minuten wieder beschwerdefrei. Allerdings nehme ich Spirulina relativ regelmäßig, quasi als zweites Immunsystem. Wenn Sie damit anfangen, kann es 3-4 Wochen dauern, bis Sie dieselbe Wirkung haben.

Spirulina und Wasser bringen Personen mit Asthma und Allergie rasche Erleichterung. Aber bitte kein Blubberwasser. Kohlensäure, also in Wasser gelöstes CO_2 gehört nicht in den Körper, deshalb rülpsen wir gleich nach dem Trinken. Trinken wir H_2O ohne Kohlensäure, drosseln die Zellen die Histaminproduktion. Zusammen mit Spirulina gehen wir an die Wurzel allen Übels. Denn diese beiden Naturheiler entgiften den Organismus, wie Kapitel *Spirulina schützt Leber und Nieren* zeigt.

Rund um den Globus testeten Forscherteams die Alge auf ihre anti-allergischen Effekte. 2001 fanden Mainzer Wissenschaftler heraus, dass Zink in Kombination mit der Aminosäure Histidin den Heuschnupfen stoppen kann. Prof. Rudolf Schopf hält den Mangel an Zink insofern mitverantwortlich am Heuschnupfen, als das Mikroelement direkt anti-allergische Eigenschaften habe. Spirulina enthält Zink, Histidin und eine Reihe anderer gegen Allergien wirkende Substanzen.
www.pressrelations.de/new/standard/dereferrer.cfm?r=61218

Die südkoreanischen Forscher Yang, Lee und Kim stellten 1997 fest, dass Spirulina lebensrettend wirken kann. Bei einer Dosis von 0,5 bis 1 g pro Kilo Körpergewicht unterdrückt es komplett den anaphylaktischen Schock. Wenn Sie gegen Penicillin oder Wespenstiche allergisch sind, haben Sie besser genug Spirus zur Hand. Sie helfen auch bei anderen allergischen Reaktionen dieses Allergie-Typs I, wie Heufieber, Tierhaarallergie, Asthma und Nesselsucht.

2005 demonstrierten kalifornische Forscher um Mao Spirulinas Nutzen bei Patienten mit allergischem Schnupfen. 2008 bestätigten Cemal Cingi und sein türkisches Team in einer doppelblinden, placebokontrollierten Studie Spirulinas Wirksamkeit bei allergischer Rhinitis. Die Symptome, wie Nasenausfluss, Niesen, verstopfte Nase und Juckreiz verbesserten sich in der Spirulina-Gruppe deutlich im Vergleich zu Placebo (Scheinmedikament). Auch in einer Untersuchung vom November 2014 fanden Thanh-Sang Vo und seine koreanischen Kollegen heraus, dass die Schraubenalge bzw. ihre Peptide ein vielversprechender Kandidat für die antiallergische Therapie sein kann.

* Allergien deuten auf die Vergiftung und Verschlackung des Körpers hin.
* Spirulina lindert Symptome des Heuschnupfens, wie Nasenausfluss, Niesen & Juckreiz.
* ½ bis 1 g Spirulina pro kg Körpergewicht unterdrückt den anaphylaktischen zu 100%.

Anämische Erwachsene haben ein höheres Demenz-Risiko

Wenn Sie blass, müde und kurzatmig sind, kann das auf eine Blutarmut hindeuten. Ältere Menschen, unterernährte oder an blutenden Magengeschwüren leidende Personen sind oft anämisch.

In einer groß angelegten, über 10 Jahre dauernden Studie wiesen der Koreaner Chang Hyung Hong, Cherie Falvey von der *University of California*, San Francisco und ihr Team nach, dass ältere Erwachsene mit Anämie ein höheres Risiko haben, an Demenz zu erkranken. Die Forscher untersuchten 2.552 ältere Erwachsene von durchschnittlich 76,1 Jahren, die bei Beginn der Studie keine Zeichen von Demenz aufwiesen. 393 der Teilnehmer hatten eine Anämie. In mehr als 11 Jahren entwickelten 455 Teilnehmer Demenz und zwar auffallend viele in der Gruppe blutarmer Senioren. Die Ergebnisse zeigen: Durch das Beheben der Anämie sinkt das Demenz-Risiko.

Und welches Mittel eignet sich am besten zur Blutbildung? Spirulina! Denn Johnson & Shubert fanden folgendes heraus:

***Eisengaben in Form von Eisensulfat können Vergiftungen und eine damit verbundene Diarrhö hervorrufen* (1986).**

2011 testeten Carlo Selmi und seine Kollegen von der Universität Davis in Kalifornien und vom Fachbereich Medizin der IRCCS im italienischen Mailand 40 Freiwillige, 50 Jahre und älter. 12 Wochen lang bekamen die Senioren Spirulina. Es zeigte sich bei den Personen beiderlei Geschlechts ein stetiger Anstieg der Hämoglobin-Werte. Damit bestätigte das Forscherteam die von T. Takeuchi 1978 durchgeführte Studie mit acht jungen anämischen Frauen, deren Hämoglobinspiegel nach vierwöchigen Gaben von 4 g Spirulina nach jeder Mahlzeit im Normbereich war.

Die am häufigsten auftretende Form der Anämie ist die Eisenmangelanämie. Auch das Fehlen von Vitamin B_{12}, Folsäure und Vitamin E kann zu Blutarmut führen. Studien an Mensch und Tier beweisen: Spirulina ist die perfekte Nahrungsergänzung, um diesen Mangelzustand rasch zu beheben.

Denn es enthält alle o. g. Nährstoffe und das für die Bildung roter Blutkörperchen so wichtige Eisen in hoher biologisch verfügbarer Form. Frau Ursel Ch. aus Lübeck mailte mir am 8.7.14: *„Die Blutanalyse war sensationell. Ich hatte noch nie so hohe Eisenwerte. Dank Spirulina!*

* Unterernährte, blasse, müde, kurzatmige und ältere Personen leiden oft an Anämie.

* 4 g Spirulina nach jeder Mahlzeit behebt Anämie in etwa einem Monat.

* Penicillin, Sulfonamide und Kortison führen zu Blutarmut.

Arthritis: Mit Spirulina rasch schmerzfrei

Tausende Schmerzpatienten beenden jedes Jahr ihr Leben, weil ihnen nicht geholfen wird. Der Mikroorganismus wirkt besonders bei Gelenkschmerzen. Auslöser sind überwiegend süße, fette und weiße Kleisterkost und ein Mangel an Grünzeug, reinem Wasser und Bewegung. Viele Forscher haben Spirulina einen entzündungshemmenden Effekt bestätigt. Auch die Teilnehmer meiner fortlaufenden Studie geben an, kaum noch oder gar keine Schmerzen mehr zu haben. Die entzündungshemmenden Substanzen der Alge sind primär die Gamma-Linolensäure und das Enzym SOD.

Erfahrungsberichte: Frau M. S. aus Fullerton in Kalifornien litt unter der als **Reiter-Krankheit** bekannten, schmerzvollen reaktiven Sonderform der Arthritis. Da viele Schmerzmittel auf den Magen schlugen, gab ihr eine Freundin Spirulina. Nach ein paar Tagen stellte Frau S. fest, dass sie keine Schmerzen hatte. Sie führte dies nicht auf Spirulina zurück, sondern nahm ein natürliches Geschehen an. Nach einigen Wochen ging ihr Vorrat an Algen-Tabletten zur Neige, und die quälenden Schmerzen kamen zurück. Nach einigen schmerzvollen Tagen fiel ihr ein, dass es doch Spirulina gewesen sein musste und besorgte sich ein neues Glas. Kurz nach der erneuten Einnahme verschwand die Arthritis wieder. Sie fühlte sich auch sonst körperlich und seelisch besser. Auch die 63jährige Reinemachefrau A. W. aus Melbourne in Florida hatte starke Schmerzen an Finger- und Fußgelenken. Drei Wochen nach der Einnahme von Spirulina waren Wundsein und Schmerzen verschwunden. Frau W. konnte acht und mehr Stunden am Stück arbeiten, ohne dass ihr die Gelenke weh taten. Als sie Spirulina absetzte, hatte sie 2 Wochen später wieder Schmerzen. 4 Tage nach der erneuten Einnahme waren Schwellungen und Schmerzen wieder weg. Diese Erfahrung machten auch einige meiner Studienteilnehmer. Normal dauert es 1 bis 3 Wochen bis die Schmerzen verschwinden. Nach dem Absetzen treten sie nach 2 bis 3 Wochen wieder auf. Doch bei der erneuten Einnahme verschwinden sie schon nach 3 bis 5 Tagen. Denken Sie, das wäre auf Dauer zu teuer? Ich kaufe 270Tbl. für €10; 9Tbl. täglich kosten mich ¢33 oder €10 im Monat!

Als ich folgenden Test durchführte, hatte ich keine Schmerzen, wollte aber prüfen, ob die Kirlian-Fotografien vor und nach der Einnahme von Spirulina sich unterscheiden. In der Tat bestätigen sie die Wirkung gegen Entzündungen. Denn, viele Entzündungspunkte, die mir der nach Peter Mandel arbeitende Heilpraktiker Jürgen Görke auf der ersten Aufnahme meiner Finger und Zehen zeigte, waren auf der zweiten verschwunden. Und das, obwohl diese nur sieben Minuten nach dem Einnehmen von sieben Algen-Tab-

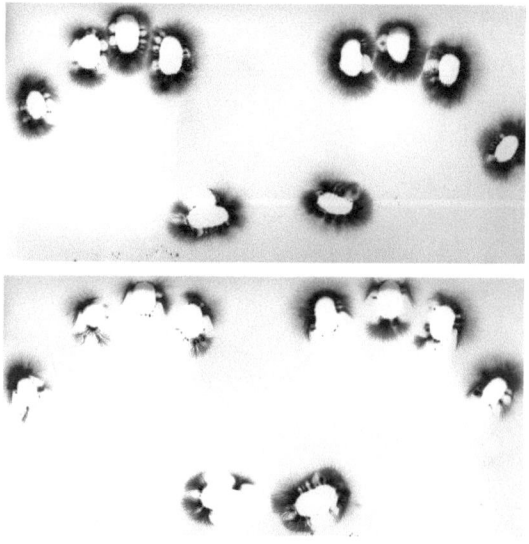

letten angefertigt worden war.

Forscher der Universität Tempe in Arizona, USA haben herausgefunden, dass organischer Schwefel dem Knorpel neue Festigkeit verleiht. Der Schwefelanteil in Spirulina könnte daher ein Grund sein, weshalb die Konsumenten der Mikroalge ihre Beweglichkeit verbessern und ihre Gelenkschmerzen reduzieren!

* Auf süße, fette & weiße Kost folgt Leid.
* Spirulina wirkt sofort gegen Entzündungen.
* Die Alge hilft besonders bei Gelenkschmerzen

Spirulina schützt vor Augenerkrankungen

An den Augen und der Haut erkennen wir die entschlackende Wirkung der Alge zuerst. Der angekurbelte Stoffwechsel sorgt dafür, dass Sie feucht und strahlend in die Welt blicken.

Die Netzhaut des Auges hat einen hohen Bedarf an Vitamin A. Dessen pflanzliche Vorstufe, das Beta-Carotin in Spirulina, sorgt dafür, dass wir auch nachts gut sehen. Bei regelmäßigem Konsum werden Sie keine trockenen Augen oder häufige Entzündungen mehr haben.

Wer viel Zeit vorm Fernseher und Computer verbringt, kann einen weit höheren Bedarf an Vitamin A haben. Spirulina enthält rund 20mal mehr Carotinoide als Karotten. In den Darmwänden werden sie zu Vitamin A verwandelt. Diese orange-roten Pigmente schützen die Zellen vor schädigendem Lichteinfluss, wie etwa UV-Strahlen. Sie helfen bei Netzhautempfindlichkeit und Nachtblindheit. Aber auch das Blaupigment macht Spirulina zu einem wertvollen Nahrungsmittel für alle Personen mit Augenproblemen.

Dr. med. Yoshito Yamazaki, demonstrierte am *Tokyo College of Medicine and Dentistry, dass* Spirulina das Sehvermögen bei Katarakt (Grauer Star), Glaukom (Grüner Star) und retinaler Hämorrhagie (Netzhautblutung) verbessert. In dieser Studie mit 480 Teilnehmern zeigte sich die Wirkung der Alge in 90% der geriatrischen Katarakte (Hills 1980). In einer neueren Studie konnten Rasiah Pratheepa Kumari und seine indischen Forscherkollegen den verzögernden

Effekt bei Katarakt im Reagenzglas als auch an Lebewesen bestätigen (2013). Chinesische Augenärzte um L. Yang untersuchten 2009 Spirulinas Wirkung bei der Gefäßneubildung der Hornhaut des Auges. Sie machten dabei auf den Nutzen der Alge in der Therapie von Erkrankungen der Hornhaut und Augenentzündungen aufmerksam.

In einer indischen Studie erhielten 5000 Vorschulkinder, die an einem Vitamin-A-Mangel litten, 5 Monate lang täglich 1 g Spirulina. Diese Menge genügt, um den täglichen Bedarf an Beta-Carotin (Provitamin A) zu decken bzw. Blindheit vorzubeugen.

Eigene Erfahrungen: Seit dem täglichen Verzehr von Spirulina bin ich frei von Bindehautentzündungen, die ich mir früher durch Zugluft (offenes Autofenster) oft zugezogen hatte. Mein Mann, ein Ex-Renn- und Testfahrer, nimmt regelmäßig Spirulina. Als der alte „Striezel" Stuck mit seinem Team Anfang des 21. Jahrhunderts in seinem, wie er sagte, *schwersten 24-Stunden-Rennen aller Zeiten,* den 3. Platz holte, raste mein noch älterer Mann in der Nacht fünf Stunden durch die Grüne Hölle. Peters junge Mitfahrer waren bei Dunkelheit weniger rasant gefahren, so dass er mit seinen Spirulina getunten Luchsaugen deren Nachtrunden zum Teil übernahm. Zufällig fand ich heraus, dass Astaxanthin noch besser für die Augen ist. Ich brachte 6 Flaschen des *Königs der Carotinoide* aus USA mit und nahm sie 2012/13. Irgendwann sah ich mit dem rechten Auge fast nichts mehr. Bei einer Überprüfung kam heraus, dass sich das rechte Auge um 4 Dioptrien verbesserte, das linke um 1½.

* Lange Aufenthalte vor TV und PC erhöhen den Bedarf an Vitamin A.

* Die Alge beugt Bindehautentzündung, grauem & grünem Star und Netzhautblutung vor.

* Spirulinas konzentriertes Beta-Carotin (Provitamin A) schützt die Zellen vor schädigendem Lichteinfluss (UV-Strahlen).

Spirulina wirkt gegen Depression

Es ist bekannt, dass Optimisten länger leben. Dies stellten Toshihiko Maruta und sein Team in einer rund 30 Jahre dauernden Studie mit 839 Teilnehmern an der Mayo-Klinik fest (2000). Oft führt ein Mangel an bestimmten Nährstoffen zu Depressionen.

Tabletten gegen Bluthochdruck oder Magensäure (Antazida), Schmerztabletten, Entwässerungspillen, manche Herzmittel und Antibiotika können indirekt depressiv machen.

Oder sie führen dazu, dass Nährstoffe, wie Vitamin C, Vitamine B_6 und B_{12}, Folsäure, Magnesium, Calcium oder Zink verbraucht werden. Fakt ist auch: Niedergeschlagenheit und neurologische Probleme deuten auf einen Mangel an den Aminosäuren Phenylalanin, Tyrosin, Tryptophan oder Histidin hin.

Spirulina enthält alle diese Biochemikalien in organisch gebundener Form. Na-Hyung Kim und seine Kollegen von der Universität in Seoul untersuchten die Antidepressiva-Wirkung der Alge in einem Zwangsschwimmtest an Mäusen. Ihre Ergebnisse legen nahe, dass Spirulina als Antidepressiva dienen kann (2008). Doch für diese Ergebnisse brauchen wir keine Labortiere in Pools zu schicken oder auf andere Weise zu quälen. Spirulina ist ein Naturprodukt reinster Güte, und wir täten gut daran, selbst täglich Versuchskaninchen zu spielen. Z. B. habe ich vor Jahren in Spanien ein im Wohnmobil reisendes älteres Paar getroffen. Mit dem Mann hatten wir sofort eine rege Unterhaltung. Doch die Frau wirkte, als habe sich ein bleierner Umhang um sie gelegt. Ich brachte das Gespräch auf Spirulina und bot den beiden gleich mal einen Apfelsaft mit dem *Grünen Gold* an. Während der nächsten Viertelstunde heiterte die Frau auf und erzählte von ihren momentanen Problemen.

* Chemische Arzneien sind Säurebildner und Vitaminräuber.

* Bei Depression fehlt es an den Proteinbausteinen Phenylalanin, Tyrosin, Tryptophan oder Histidin.

* Spirulina kann nachweislich als Anti-Depressiva dienen.

Die Alge hilft bei Diabetes, Fettsucht und Bluthochdruck

Diabetiker konsumieren besser mehr pflanzliches Eiweiß, aber weniger Fett und Kalorien. Spirulina enthält etwa 60% leicht verdauliches Eiweiß, weniger als 6% Fett und kaum Kalorien. Besonders wertvoll für Personen mit einem aus der Kontrolle geratenen Blutzucker sind Spirulinas Polysaccharide, die der Körper als Glykogen speichert. Dieses kann er je nach Bedarf in Glukose (Zucker) um- und wieder zurück verwandeln. Befindet sich zu viel Glukose im Blut, wandelt er den Überschuss in Glykogen um und speichert ihn in der Leber und in den Muskeln. Ist der Blutzuckerspiegel zu niedrig, wandelt die Leber das Glykogen wieder in Glukose um und gibt sie ins Blut ab.

Spirulina enthält weiterhin die blutzuckersenkende Aminosäure Leucin und organisch gebundenes, gut absorbierbares Chrom. Als Coenzym aktiviert Chrom Insulin. Es entlastet die Bauchspeicheldrüse und gleicht Blutzuckerschwankungen aus. Als Chromtabletten wird das Spurenelement vom Körper weniger gut aufgenommen. Auch Spirulinas ausgesprochen hoher Anteil des Neurotransmitters Glutaminsäure hilft, dass es bei der komplizierten Behandlung von Diabetes nicht zum Absinken des Blutzuckers kommt.

Die Alge hemmt die Sucht nach Weißmehl und Zucker. Sie ist daher in doppelter Hinsicht für Diabetiker geeignet: Die überwiegend leeren Kalorien der süßen Kleisterkost senken den Chromspiegel. Dies führt zur Überlastung der Bauchspeicheldrüse, da sie große Mengen Insulin produzieren muss.

Japanische Forscher stellten fest: Ein wasserlöslicher Teil von Spirulina senkt den Blutzuckerspiegel, während der wasserunlösliche Teil ihn bei Belastung mit Zucker niedrig hält (Takai et al. 1991). Chinesische Forscher fanden heraus, dass

Spirulinas Polysaccharide den Blutglukosespiegel reduzieren und die Blutgefäße schützen können (Huang et al. 2005). In den letzten Jahren haben Wissenschaftler aus aller Welt, u. a. China, Indien, Brasilien und Ägypten den blutzuckersenkenden Effekt verschiedener Bestandteile in Spirulina bestätigt. 2013 entdeckten Forscher an der Pharmazeutischen Universität im chinesischen Nanjing das antidiabetische Potential von Spirulinas Phycocyanín bei Diabetes-2 (Ou et al.).

E.W. Becker und Kollegen zeigten bereits 1986 die Appetit mindernde Wirkung des *Grünen Goldes*. Die männlichen Teilnehmer der Tübinger Studie erhielten 2,8 g Spirulina 3 mal täglich als Nahrungsergänzung über vier Wochen. Sie konnten damit ihr Gewicht im Vergleich zur Kontrollgruppe, die ein Placebo erhielten, deutlich reduzieren. Maria Kalafati und ihre Kollegen testeten die Ausdauer von männlichen Personen.

In nur vier Wochen stellten die Forscher eine signifikante Verbesserung der Leistung bei den Männern fest, die eine Dosis von 6 g Spirulina pro Tag erhielten.

Dabei steigerte sich die Trainingsleistung vermutlich durch die erhöhte Fettverbrennung und das höhere Niveau des Radikalenfängers Glutathion (2010).

Japanische Forscher bestätigten der Alge die den Blutdruck senkende Wirkung (Iwata et al. 1990). Auch eine neuere Studie von Lu und Kollegen der Universität Tokio zeigt: Spirulina eignet sich zum Vorbeugen und Behandeln von hohem Blutdruck (2010).

Ichimura und seine japanischen Forscherkollegen von der Universität Nagasaki bestätigten 2013 dem Blaupigment in Spirulina eine blutdrucksenkende Wirkung. Schade nur, dass diese Befunde von der Schulmedizin ignoriert werden. Naturheilmittel sind wenig profitabel und lassen sich kaum patentieren. Oder doch? Eine Tochter des US-Konzerns Monsanto hat sogar ein Patent auf Brokkoli erhalten. Verrückt!

* Spirulinas Polysaccharide, Leucin, organisch gebundenes Chrom und Glutaminsäure sorgen für stabile Blutzuckerwerte.

* Die Alge reduziert das Gewicht. Sie steigert die Leistung und die Fettverbrennung.

* Spirulina senkt den Blutdruck und beugt hohem Blutdruck vor.

Spirulina stärkt das Immunsystem

Bei älteren Menschen lässt die Abwehrkraft allmählich nach. Wenn Sie Zeichen von Immunschwäche, wie häufige Infektionen, Pilzinfektionen, Herpes, Aphten oder Warzen entdecken, ist die doppelte bis dreifache Menge Spirulina notwendig; zumindest so lange bis die Symptome wieder abklingen. Denn Spirulina stärkt das Immunsystem wie keine andere Nahrungsergänzung. Unzählige internationale Studien ergaben: Die natürlichen orangeroten, blauen und grünen Pigmente der Alge, Beta-Carotin, Phycocyanin und Chlorophyll, stimulieren das Immunsystem und die Zellkontrollfunktion bzw. Zellkommunikation. Sie zerstören selektiv Krebszellen und wirken als Antioxidantien.

Weitere immunstimulierende Bestandteile sind Eisen, Germanium, Mangan, Zink und unzählige Enzyme. Sie hemmen Entzündungen und lösen Immunkomplexe auf. Auch Vitamin B6 (Pyridoxin) hilft bei der Immunfunktion und Antikörperproduktion. Der hohe Gehalt des kraftvollen Antioxidans Vitamin E, die entzündungshemmende Gamma-Linolensäure sowie die Aminosäuren Lysin, Methionin und Threonin erhöhen und aktivieren die Immunzellen: Somit stärken sie die Abwehrkräfte.

1987 entdeckten japanische Forscher, dass 5% Spirulina in der Nahrung die Laktobakterien in einem untersuchten Darmabschnitt um das dreifache der Kontrollgruppe erhöhte. Die nützlichen Mikroorganismen der Darmflora machen eindringende Keime unschädlich. Besonders chemische Arzneien zerstören diese zum natürlichen Schutzschild unseres Körpers gehörenden *freundlichen* Bakterien. Aus diesem Grund ist der Konsum von Spirulina besonders wichtig, wenn chemische Medikamente eingenommen werden.

Dänische Forscher um Morten Lobner geben *nomen est omen* das lobende Beispiel einer Studie, ohne die Kreatur zu quälen: Sie ermittelten 2008 bei 11 Männern eine veränderte Antwort weißer Blutzellen auf zwei Antigene: Candida albicans und Tetanus Toxoid. Das verabreichte Spirulinaprodukt rief eine starke kurzfristige Immunantwort hervor, offenbar durch das Erzeugen eines vorentzündlichen Stadiums.

Javier Marin-Prida und sein kubanisches Team bestätigte eine Immunreaktion gegen durch H_2O_2 und Glutamat herbeigeführte Zellschädigung bei Ratten. Sie stellten fest, dass Spirulinas Phycocyanin das Überleben der Zellen fördert. Es korrigiert Immun- und Entzündungsgene wie auch oxidative Stress-Marker bei akuter Minderdurchblutung von Rattengehirnen. Diese Ergebnisse legen nahe, dass Phycocyanin das Potential zur Behandlung von ischämischem, also durch Minderdurchblutung verursachten Schlaganfall besitzt (2013).

Auch eine neuere Untersuchung an Menschen zeugte von Spirulinas immunstimulierendem Effekt. In der drei Monate dauernden Gießener Studie testeten Frank Winter und sein Team 73 Frauen mit einem erworbenen Immundefekt. Bei der Gruppe, die 5 g Spirulina täglich erhielt, war die antioxidative Kapazität deutlich verbessert (2014).

Erfreulicherweise habe ich noch eine brandneue Studie entdeckt, die der Alge ihre immunstärkende Wirkung bestätigt. Marthe-Elise Ngo-Matip und ihr 7köpfiges Team führten sie 12 Monate lang mit 320 *HIV-1-Infizierten* in der ehemaligen deutschen Kolonie Kamerun durch. Bei den Teilnehmern, die Spirulina erhielten, stiegen die CD4-Zellen bereits nach 6 Monaten deutlich an und die Viruslast nahm auffällig ab. Auch die Hämoglobin-Werte waren in der Spirulina-Gruppe bedeutend höher, während die Nüchtern-Blutzucker-Konzentration nach einem Jahr im Vergleich zur Kontroll-Gruppe deutlich gesunken war (2015).

Unzählige weitere Studien zeigen: Spirulinas Blaupigment tötet Viren ab, stoppt Krebs, aktiviert die weißen Blutzellen und sorgt für geeignete Zellkontrollfunktionen. Dadurch hemmt es Wachstum, Verbreitung und Neubildung von Krebs.

Trotz dieser Erfolge wird Ihr Arzt Ihnen lieber chemische Entzündungshemmer verschreiben, weil er es nicht anders gelernt hat und die Kassen Spirulina derzeit noch nicht abrechnen. Es sollten viel mehr Patienten diesen natürlichen Heiler fordern. Sie zahlen ja immense Summen an Krankenkassen, da sollten Sie auch zwischen natürlichen und chemischen wirksamen Heilmitteln wählen können. Da synthetische Arzneien auf Dauer negative Nebenwirkungen haben und noch mehr das Immunsystem schwächen, sind wir mit Spirulina auf der sicheren Seite.

Sollten Sie ein oder mehrere Zeichen von Immunschwäche, wie am Anfang des Kapitels erwähnt, aufweisen, darf es ruhig die doppelte oder dreifache Menge der Heilnahrung sein. Dann würden Sie auch zu den geeigneten Teilnehmern meiner fortlaufenden Studie zählen. Ich wäre Ihnen sehr dankbar, wenn Sie den Fragebogen auf Seite 53-55 ausfüllen und an eine der angegebenen Adressen senden könnten. Oder benutzen Sie den Fragebogen auf meiner Webseite www.marianne-e-meyer.com und mailen ihn an:

DrMarianneEMeyerATgmail.com

Für jeden ganz ausgefüllten Fragebogen erhalten Sie mein 160seitiges Cranberry-Buch mit einer persönlichen Widmung als Dankeschön.

* Häufige Erkältungen, grippale Infekte, Pilzinfektionen, Herpes, Aphten oder Warzen sind Zeichen von Immunschwäche.

* Phycocyanin, Beta-Carotin und Chlorophyll stimulieren das Immunsystem und die Kommunikation zwischen den Zellen.

* 5% Spirulina in der Nahrung erhöhen die *freundlichen* Bakterien im Darm um das dreifache im Vergleich zur Kontrollgruppe.

* Spirulina wirkt gegen Candida u. a. Parasiten, Viren und Bakterien, z. B. Tetanus.

*Bei *HIV-infizierten* stiegen nach 6monatiger Spirulina-Einnahme die CD4-Zellen deutlich an, und die Viruslast nahm ab.

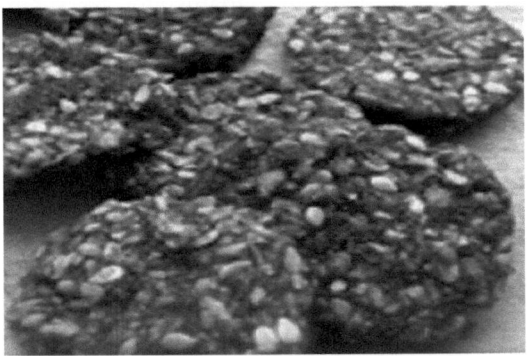

Rezept für Spirulina-Plätzchen S. 63

Spirulina hemmt Krebs und entgiftet den Körper

Die Entstehung von Krebs, das unkontrollierte Wachstum von Zellen im Körper, ist ein jahrelanger Prozess. Chronische Entzündungen, Infektionen mit Viren und Bakterien, Nikotin, Alkohol, Körperpflege- und Färbemittel, Schwermetalle, Pestizide, Chemtrails und andere auf uns einwirkende Schadstoffe fördern ihn. Doch die Hauptursache für das Krebswachstum ist eine falsche Ernährung. Denn: Völker, die früher ohne Kohlenhydrate auskamen, wie die Eskimos oder Hunzi, waren krebsfrei. Erst mit der Einführung der Zivilisationskost erkrankten sie. Von der Tatsache ausgehend, dass es keinen Herzkrebs gibt, können wir den Zucker als Corpus delicti annehmen. Denn Herzzellen können keinen Zucker zur Energiegewinnung nutzen. Krebszellen lieben ein gärendes Milieu. Damit kann das Herz keinesfalls dienen.

www.anderweltonline.com/wissenschaft-und-technik

Wo gärt es hingegen am meisten? Im Dickdarm. Der Darmkrebs ist daher eine der häufigsten bösartigen Erkrankungen in der westlichen Welt, in Deutschland ist er sogar die häufigste Krebsart. Mandeep K. Saini und Sankar N. Sanyal von der Panjab Universität im indischen Chandigarh erforschen seit Jahren die Wirkung von Spirulinas Phycocyanin bei Dickdarmkrebs. Auch in ihrer neusten Studie konnten die Forscher die chemopräventive Rolle des Phycocyanins unter Beweis stellen (2015). Sie zeigten, dass sich das blaue Pigment vor allem für Menschen mit familiär gehäuftem Darmkrebs zur Vorbeugung eignet, da es die Apoptose fördert. Dieser programmierte Zelltod, eine Art *Suizid-Programm* einzelner Zellen, ist bei Krebs erwünscht, damit unerwünschte Zellen schrumpfen und die Selbstregulation aufrechterhalten bleibt.

Auch das Beta-Carotin in Spirulina ist als Krebsprophylaxe bekannt (Siehe Seite 24). Ebenso helfen die Sulfo- und Glykolipide der Alge nachweislich Personen, die an Krebs oder AIDS leiden.

Wenn Ihnen die Diagnose Krebs eröffnet wir, gibt es also keinen Grund zu verzweifeln. Krebs ist lediglich ein Hilfeschrei Ihres Körpers. Er will Sie darauf aufmerksam machen, dass Sie ihm zu viel des *Guten* zugemutet haben. Bei der Diagnose Krebs kommt es auf Ihre Disziplin an, egal, welche natürliche Art der Krebsheilung Sie wählen, etwa Michio Kushis makrobiotische Diät oder die Öl-Eiweißkost von Johanna Budwig. Erhöhen Sie in jedem Fall Ihre Spirulina-Ration und verzichten Sie bis zur Heilung auf Süßwaren, Getreide und Tierfett (außer Quark bei der Budwig-Diät). Konsumieren Sie 2 bis 3 Esslöffel Spirulina-Pulver täglich (das sind 60-75 400 bzw. 500 mg Tabletten) und trinken Sie 2 bis 3 Liter aktiviertes Wasser (Meyer 2014). Letzteres ist vor allem zum Ausleiten von Toxinen wichtig.

Osteoporose: Spirulina liefert Calcium

Neben dem Calcium der Alge brauchen unsere Knochen aber auch Magnesium, Chrom und Kupfer, um der Osteoporose vorzubeugen. Auch Eisen, Zink und Bor stärken die Knochendichte. Es scheint auf die Komposition der Salze anzukommen, und diese ist in Spirulina natürlich perfekt. Wenn Sie nur Calcium zu sich nehmen, haben Sie keinesfalls genug getan, um sich vor porösen Knochen zu schützen. Z. B. kann Calcium nur mit dem Co-Faktor Magnesium richtig verwertet werden.

Wenn Sie Ihren Körper beruflich bedingt oder durch Rauchen bzw. durch den häufigen Verzehr von Innereien, Schalentieren, grünem Blatt- oder Knollen- und Wurzelgemüse mit Cadmium belasten, haben Sie ein höheres Osteoporose-Risiko.

Der kalifornische Forscher Mark F. McCarty erkannte, dass Zink zusammen mit der natürlichen Vitalstoffbombe Spirulina in der Lage ist, die pathogenen Auswirkungen der Cadmium-Exposition zu mindern (2012).

Auch ein Aufenthalt in der Morgen- oder Nachmittagssonne, der den Vitamin-D-Gehalt steigert, reduziert das Osteoporose-Risiko. Doch die beste Vorbeugung gegen poröse Knochen, Krebs und andere auf Übersäuerung basierende Krankheiten ist eine basische Kost und der weitgehende Verzicht auf Milch. Der Mensch ist das einzige Säugetier, das seine Nahrung erhitzt und nach der Entwöhnung Milch trinkt. Und dann noch von artfremden Spezies und obendrein erhitzt. Dabei werden beim Pasteurisieren die zur Verdauung benötigten Enzyme und zum Teil das Milcheiweiß Kasein und die daran gebundenen Mineralien zerstört.

Der Frankfurter Orthopäde Dr. Winfried Beck zitierte bereits 1995 in einer Publikation der *Medical Tribune*, dass die Osteoporose insbesondere durch überschüssige Eiweißmengen entsteht, die zur Übersäuerung des Organismus führt. Dabei geht das zum Abpuffern dieser Säuren benötigte Calcium verloren! Prof. Werner Kollath, Prof. Lothar Wendt, Dr. John McDougall und eine Reihe anderer Ärzte bestätigen ebenfalls, dass aufgrund verschiedener Faktoren das Calcium der Milch für den Organismus schlecht verwertbar ist. Dennoch bekommen die meisten Frauen mit Osteoporose von ihren Hausärzten den Rat, viel Milch zu trinken. Dass daraufhin ihre Knochen noch poröser werden, ist klar. Denn:

Der Körper benötigt verwertbares Calcium. Bekommt er keins durch die Ernährung, nimmt er es sich aus den Knochen.

Deshalb ist die Osteoporose in den USA, Schweden, Finnland und Großbritannien, wo jährlich mehr als 135 kg Milchprodukte pro Person konsumiert werden, besonders verbreitet. Dagegen nehmen die afrikanischen Bantu-Frauen täglich nur etwa 350 mg Calcium zu sich, also weniger als die Hälfte der von der DGE (Deutschen Gesellschaft für Ernährung) als notwendig erachteten Menge. Sie trinken keine Milch, bringen an die zehn Kinder zur Welt und stillen jedes zwei Jahre lang, ohne an Osteoporose zu erkranken. Glauben Sie also weniger an die überkommenen Weisheiten ihrer Ärzte, sondern orientieren sich besser an epidemiologischen Beobachtungen. Z. B. kennen Japaner nicht mal das Wort Ostcoporose. Sie trinken traditionell keine Milch, essen viel Gemüse, wenig Fleisch, aber 10-15% Spirulina, Chlorella, Nori und andere Algen! Diese Fakten sprechen zweifellos für sich.

Spirulina löst Schilddrüsenprobleme

Viele körperliche und psychische Probleme beruhen auf einer Funktionsstörung der Schilddrüse. Denn das kleine schmetterlingsförmige Organ regelt die wichtigsten Stoffwechselvorgänge im Körper. Mit den von ihr ausgeschütteten Hormonen sorgt sie für das Funktionieren nahezu aller Organe. Das Problem ist nur, dass die meisten Leiden unentdeckt bleiben. Denn nur selten drückt die Schilddrüse. Wenn ich merke, dass bei mir körperlich oder seelisch etwas nicht stimmt oder ich ohne ersichtlichen Grund zunehme, denke ich zuerst an meine mitunter *lahme Kröte* und wechsle von der reinen jodfreien Spirulinasorte zur mit der jodhaltigen Meeresalge gemischten Spirulina-Plus von Dr. Hittich.

Während der Wechseljahre nehmen vor allem Frauen gewöhnlich an Gewicht zu. Dahinter verbirgt sich oft eine Unterfunktion der Schilddrüse.

„Hier werden zu wenig Hormone produziert, die Leistungsfähigkeit nimmt ab", sagt Dr. Herzig. „Die Patienten fühlen sich schlapp, sind müde, frieren und nehmen ohne ersichtlichen Grund zu." Es kann aber auch eine Autoimmunerkrankung mit im Spiel sein, die Hashimoto-Thyreoiditis, die eine chronische Entzündung der Schilddrüse verursacht.

Ich kenne mehrere Personen, die ihre Leiden mit Spirulina heilten. In unserer Familie waren und sind Schilddrüsenerkrankungen ein Thema. Jene Tanten und Cousinen, die Spirulina nehmen, haben ihre Probleme gelöst. Andere, die sich lieber auf die Schulmedizin verlassen, suchen hie und da psychiatrische Kliniken auf. Mich drückt die Schilddrüse, wenn ich in jodarmen Gegenden lebe oder zu viel Kaffee trinke, Zucker oder Getreide bzw. strumigene, also Kropf bildende Lebensmittel esse (fast alle Kohlsorten, besonders in rohem Zustand, Senf, Raps, Hirse, Mais, Mandeln). Wie gesagt, mit Spirulina-Plus von drhittich.com habe ich das Problem schnell wieder gelöst. Die mit der Wildalge Lithothamnion calcareum und Curcuma-Extrakt versetzte Sorte eignet sich für Bewohner jodarmer Regionen. Bei Hashimoto hilft die übliche jodfreie Spirulina. Indische Forscher testeten Schilddrüsen-Fehlfunktionen und fanden heraus, dass die Ergänzung der Nahrung mit Spirulina während der Schwangerschaft das Risiko der Fluorid-Vergiftung bei den Nachkommen reduziert (Banji et al. 2013).

Da Fluoride die Schilddrüse massiv beeinträchtigen können, ist die Spirulina-Alge der beste Schutz, da sie nachweislich den Körper von Fluoriden, Schwermetallen und anderen Giften befreit.

Früher wurde die Überfunktion der Schilddrüse mit Fluoriden behandelt. Daher ist es vernünftig, wenn wir Zahncremes und Salz, die Fluorid enthalten, meiden. Denn vielerorts enthält bereits das Trinkwasser genug davon, um das Immunsystem zu schwächen. In meinem Buch *So verbindet Wasser unsere Welten* habe ich die besten Wässer bzw. den besten Wasseraktivator von vorgestellt.

Die Fragen, die mir meine Leser stellen, haben auch mit den Drüsen zu tun. Z. B.:

Frage: Ich leide unter der Hashimoto-Schilddrüsenautoimmunkrankheit. Als Veganerin will ich Spirulina nehmen, weil es viel Eiweiß hat. Kann ich es nehmen, obwohl ich sonst kein künstliches Jod vertrage? Davon bekomme ich Herzrasen.
Antwort: Spirulina ist eine Süßwasseralge

und enthält kein Jod. Sie wird gerade bei Hashimoto u. a. Schilddrüsenerkrankungen empfohlen. Auch Mandeln, Walnüsse, Kürbiskerne, Chia, Lein- und andere Samen sind gut bei dieser immer häufiger diagnostizierten chronischen Entzündung.

Frage: Ich habe Probleme mit meinem Hormonsystem, den endokrinen Drüsen (Schilddrüse, Bauchspeicheldrüse, Eierstöcke etc. Anm. d. Autorin). Bei gleichem Essverhalten nehme ich immer mehr zu.

Antwort: Bei einer Gewichtszunahme ohne ersichtlichen Grund denke ich zuerst an eine Schilddrüsenunterfunktion. Denn der Mangel an Schilddrüsenhormon drosselt die Stoffwechselaktivität und reduziert den Energiebedarf. Daher nimmt man bei gleichem Essverhalten zu. Da Schilddrüsenerkrankungen schwer diagnostizierbar sind, würde ich Zucker, Koffein und Getreide sowie goitrogene bzw. strumigene Lebensmittel reduzieren (Kohl, Senf, Raps, Hirse, Mais, Mandeln...). Auch blockieren Schwermetalle, wie Quecksilber und Fluoride die Schilddrüse. Daher ist die tägliche Spirulina-Einnahme so wichtig, da die Alge diese Schadstoffe nachweislich ausleitet. Wenn Sie in einem jodarmen Gebieten leben, empfehle ich die mit der Wildalge Lithothamnion calcareum versetzte Spirulina Plus Sorte. Damit können Sie sich regelmäßig mit natürlichem Jod versorgen.

Spirulina schützt vor Schlaganfall

Bei epidemiologischen Untersuchungen geht es unter anderem darum, Zusammenhänge mit der Verbreitung von Krankheiten in einer Population, wie etwa Blutkrebs oder Gallen-/Nierensteinbildung, zu erfassen und zu beeinflussen. So zeigen epidemiologische Studien, dass unter japanischen Frauen, die sich traditionell ernähren (viel Gemüse, Obst, Reis, Algen, wenig Fleisch, keine Milch), Brustkrebs kaum bekannt ist.

Susanna C. Larrson und ihr Team können bestätigen, dass eine gesunde Lebens- und Ernährungsweise das Schlaganfall-Risiko bedeutend senkt. Sie untersuchten 32.000 Frauen und 35.000 Männer. Ihre Ergebnisse zeigen, dass, wenn wir gesund leben, wir eine weit geringere Wahrscheinlichkeit haben, einen Schlaganfall zu erleiden. Der gesunde Lebensstil war definiert als gesunde Ernährung, nicht rauchen, körperlich aktiv sein, gesundes Körpergewicht haben und Alkohol in Maßen konsumieren. Das Team untersuchte ebenfalls 34.550 mittelalte und ältere Frauen, die weder an Herz-Kreislauferkrankungen noch an Krebs litten, über einen Zeitraum von 10,4 Jahren. In dieser Zeit erlitten 1.751 Frauen einen Schlaganfall. Die Forscher fanden heraus, dass die Einnahme von 635 mg/d Cystin das Schlaganfall-Risiko erheblich reduzierte (2015). Diese natürliche schwefelhaltige proteinogene Aminosäure ist auch in Spirulina enthalten. Mit einem Esslöffel Spirulinapulver haben wir etwa die Menge, die die Teilnehmer der Studie erhielten.

Sollten Sie ein erhöhtes Risiko haben, einen Hirnschlag zu erleiden, würden Sie besser täglich 10g Spirulinamehl bzw. 20-25 400-500mg-Tabletten zur Vorbeugung konsumieren. Javier Marin-Prida und sein kubanisches Team fanden ein weiteres Element der Cyanobakterie mit einem Potential zur Therapie und Vorbeugung des Hirninfarkts: den Farbträger Phycocyanobilin (2013).

Bei Übersäuerung hilft Darmsanierung

Der Darm ist die Quelle der Harmonie in der Körperchemie. Er trainiert zwei Drittel unseres Immunsystems. Das hat uns Giulia Enders peppig und *mit Charme* in ihrem Bestseller mitgeteilt. Leider lesen ihre Leser, zumindest jene, mit denen ich gesprochen habe, nicht bis zum Ende, wo es mit den darmpflegenden Präbiotika (Zwiebel, Lauch, Hafer etc.) spannend wird. Etwas hat mir besonders gefehlt. Wenn Sie nämlich Ihre Abwehrkraft stärken wollen, ist Spirulina die ideale Kraftnahrung. Doch als erstes ist die Reinigung des *Pupsrohrs* angesagt. Entleeren Sie es täglich, brauchen Sie weniger Zeit. Wenn es Ihnen aber, wie mir in meiner Jugend, an der Enddarmentspannung mangelt, ist mehr Mühe erforderlich. Ich war als Kind häufig krank und froh, nach all den Antibiotika, Kabas, Schokolade und Honigbroten, dem Darm zweimal pro Woche ein paar trockene Köttel abringen zu können. Denken Sie nur mal wie das im Hochsommer ist, wenn Sie Essensreste draußen stehen lassen. Sie schimmeln meist noch am selben Abend. Nun stellen Sie sich mal vor, wie das in Ihrem Darm aussieht und wie das riecht! Pilznester entstehen, Parasiten übernehmen das Regiment und machen den nützlichen Bakterien den Garaus. Ein solcher Darm ist der ideale Nährboden für Krankheiten.

Mit den Jahren bildet sich an den Darmwänden eine undurchdringliche Kruste. Diese gilt es zu lösen, damit die Nährstoffe ins Blut gelangen können.

Ein verkrusteter bzw. verschlackter Darm führt zu Nähstoffmangel. Da können Sie noch so viel essen und haben keine Energie, weil die Vitalstoffe im Lokus landen statt im Blut. Daher ist vor der Spirulina-Einnahme die Reinigung des Darms unumgänglich

Manche Menschen mögen Einläufe oder einen gestrichenen Teelöffel Bittersalz (Magnesiumsulfat) in ¼ l Wasser gelöst, ½ Stunde vorm Frühstück trinken. In der ersten Woche trinken sie es jeden Tag, in der zweiten Woche jeden 2. Tag, in der dritten zweimal pro Woche, dann noch einmal. Mir ist die Psyllium-Kur lieber:

2-4 Wochen lang morgens, 1 Std. vorm Frühstück, als Zwischenmahlzeit und abends vorm Zubettgehen: ein Esslöffel Flohsamenschalenpulver (alternativ Guarkernmehl) in ¼ Liter Apfel- oder Orangensaft bzw. Reismilch trinken oder 10 Minuten später als Grütze essen.

Danach trinken Sie, vor allem wenn Sie Flohsamenschalenpulver wählen, besser noch viel Wasser, denn Psyllium ist enorm quellfähig, bis auf das 50fache des Volumens. Diese Bindemittel schmecken nicht nur besser als Bittersalz, sondern machen auch noch satt und schlank. Siehe auch mein Buch:

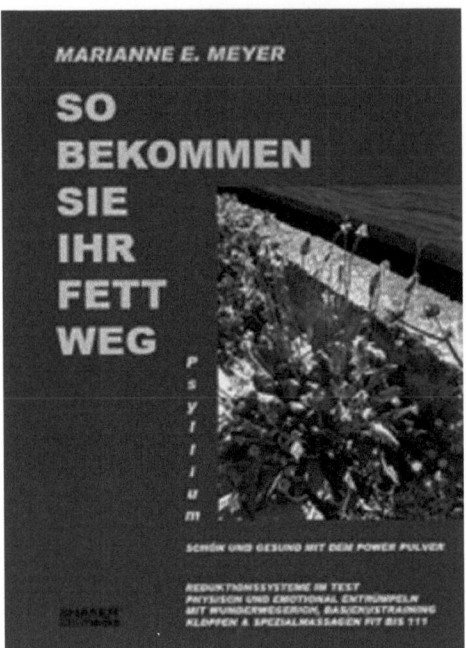

Der Ballaststoff Psyllium ist als Darmreiniger *die* Wunderwaffe gegen das *Tödliche Quartett:* Bluthochdruck, erhöhter Blutzucker, Fettstoffwechselstörung und starkes Übergewicht. Ohne Kalorien sättigen die geschroteten Flohsamenschalen, lassen das Körperfett schmelzen und schützen vor Krebs.

Bereits Hildegard von Bingen schätzte Psyllium als Darmschutz und damit als Garant für Gesundheit und ein langes Leben. Ein spannendes Buch für alle Gesundheitsbewusste, die von der klassischen Medizin keine Wunder (mehr) erwarten, sondern für ihre Gesundheit selbst die Verantwortung übernehmen wollen. Gedanken entrümpeln, Stoffwechseltyp-/Basen- und Insulin-Trennkost sowie Spezialmassagen sind weitere Themen.

ISBN 978-3-86858-353-3   120 S.   € 12,90

V. ERGEBNISSE DER FORTLAUFENDEN SPIRULINA-STUDIE

Die 81 Teilnehmer der Untersuchung, die den Fragebogen bis dato ausgefüllt haben, litten an verschiedenen Immunmangel- bzw. Zivilisationserkrankungen: AIDS, Akne, Allergie, Anämie, Arthritis, Candida, chronische Bronchitis und andere entzündliche Leiden, Depression, Diabetes, Herpes, Herzbeschwerden, Krebs, Kreislaufprobleme, Leber- und Gallenbeschwerden, Magen- und Darmgeschwüre, Neurodermitis, Osteoporose, Rheuma, Sarkoidose, Probleme mit der Schilddrüse und Schuppenflechte. Gemeinsam machte ihnen der Hauptverursacher aller Leiden zu schaffen: Das saure Milieu ihrer Körpersäfte. Es soll nachgewiesen werden, dass Spirulina destruktive Chemikalien, Skalpelle und schädliche Strahlen weitgehend überflüssig macht.

Arbeitshypothese: *Unwohlsein entwickelt sich durch unnatürliche Lebens-/ Ernährungsweise und Umwelteinflüsse allmählich zu Krankheiten. Die das Immunsystem stärkende blaugrüne Mikroalge Spirulina ist in der Lage, den Organismus innerhalb von 4 bis 6 Monaten zu regenerieren.*

Gesundheitliche Störungen zeigen in der Regel die Vergiftung des Körpers an und sein Bemühen, sich von allem Fremden, also von Schadstoffen, zu befreien. Die einzig sinnvolle Therapie ist daher, dem mit Säuren überlasteten Organismus bei der Ausscheidung zu helfen. Zum Ausscheiden der Säurekristalle eignet sich eine eine auf S. 47 beschriebene Kur. Während der Regeneration 6-8 Gläser reines Wasser mit dem Saft frischer Zitronen trinken. Reicht dies nicht, unterstützen frische Gemüse- und Fruchtsäfte oder wasserhaltiges Obst und Gemüse die Entgiftung. Denn Früchte enthalten ebenfalls lebendiges, strukturiertes Wasser mit der Kraft, Schadstoffe zu lösen und auszuschwemmen. Nur wenn Wasser Kristalle, sogenannte Cluster oder Molekülhaufen bildet, kann es als Lösungsmittel seine Aufgabe erfüllen und den Körper reinigen. Unser zu Tode behandeltes Leitungswasser ist dazu nur in der Lage, wenn wir es unter Verwendung eines Wasseraktivators beleben (siehe Meyer 2014 oder fordere Info von DrMarianneEMeyer@ gmail.com).

Die Teilnehmer der Studie waren aufgefordert, 4 bis 6 Wochen lang einen Esslöffel Algenpulver oder 20 bis 25 Spirulina-Tabletten zu konsumieren. Nach dieser Zeit konnten sie dem vitalstoffreichen spiralförmigen Winzling die unterschiedlichsten positiven Wirkungen auf ihre Gesundheit bescheinigen. Folgend die von den Probanden festgestellten Verbesserungen von Körperfunktionen, Krankheitszeichen bzw. Laborwerten in Prozenten. Die Mehrfachnennungen der 79 Personen deuten auf einen insgesamt harmonisierenden und balancierenden Effekt der Mikroalge auf den menschlichen Organismus hin.

Verbesserungen durch die Einnahme von Spirulina:

Immunfunktion[*]	61,6%	(50 Personen)
Ausscheidung	60,5%	(49 Personen)
Gemütsverfassung	58%	(47 Personen)
Entspannung/Schlaf	53%	(43 Personen)
Verdauung	53%	(43 Personen)
Haut	49,4%	(40 Personen)
Energie & Ausdauer	49,4%	(40 Personen)
Veränderte Ernährung	44%	(36 Personen)
Schmerzen	42%	(34 Personen)
Leberwerte	42%	(34 Personen)
Gedächtnisleistung	40%	(33 Personen)
Kreislauf	34,5%	(28 Personen)
Allergische Reaktion	33,3%	(27 Personen)
Blutwerte/Anämie	32%	(26 Personen)
Entzündungen	24,7%	(20 Personen)
Blutzuckerspiegel	22,2%	(17 Personen)
Blutdruck	22,2%	(17 Personen)
Augen	22,2%	(17 Personen)
Cholesterin	22,2%	(17 Personen)
Haare	16%	(13 Personen)

[*] (weniger Infektionen, Aphthen, Warzen, Pilze, Herpes und andere Zeichen von Immunmangel)

Die Untersuchung ergab: Die Probanden konnten mit der blaugrünen Mikroalge, unabhängig von ihrer Ernährung und Lebensweise Verbesserungen in ihrem Gesundheitsstatus erzielen.

Die indirekte Befragung durch individuell ausgefüllte Fragebögen kann nur eine tendenziöse Aussagekraft haben. Zum Beispiel haben nur jene Personen eine Aussage über ihre Leber- bzw. über allgemeine Blutwerte machen können, bei denen diese Laboruntersuchungen durchgeführt worden waren. Interessanter wäre es, bei allen Teilnehmern einen Statusbericht vor und nach der Einnahme von Spirulina durchzuführen. Außerdem haben mehrere Freiwillige nur einen Teil der Fragen beantwortet.

Eine genauere Überprüfung hoffte ich nach der Wohltätigkeitsveranstaltung *Tour der Hoffnung* vornehmen zu können, die jedes Jahr zugunsten krebskranker Kinder durchgeführt wird. Am 17.8.2001 war ich rund 20 Kilometer mitgeradelt. Damals wurden 17 Millionen Mark für die Kinder gesammelt. Da Spirulina Nebenwirkungen von Chemotherapien reduziert, spendete ich 10 große Gläser, um sie einem der sechs geförderten Onkologen zu geben bzw. den Eltern der krebskranken Kinder zukommen zu lassen. Als ich sie bestellte, fand der Anbieter die Idee so gut, dass er mir jede benötigte Menge der Algentabletten zur Verfügung stellen wollte. Doch meine diesbezüglichen Studienanstrengungen blieben auf der Strecke. Die an Krankheiten profitierende Kaste ist an Spirulina-Studien am Menschen kaum interessiert, da die pharmazeutische Industrie nur Profite mit künstlich hergestellten Arzneien macht. Am Tropf der Lobbyisten hängende Mitglieder der Kaste der Politiker auch nicht. Es liegt an uns, diese Untersuchungen selbst durchzuführen. Wie? Ganz einfach:

Gehen Sie zum Arzt und lassen sich ein Blutbild machen. Verlangen Sie eine Abschrift. Nehmen Sie ½-1 Jahr lang Spirulina und gehen Sie danach wieder zum Testen. Sie können dann die Werte vergleichen und Rückschlüsse ziehen.

Wie bereits im Kapitel *Welche Reaktionen können vorkommen* erwähnt, kann es durch den starken Reinigungseffekt der Alge zu mehr oder minder ausgeprägten Reaktionen kommen. Bei einigen Studienteilnehmern traten längst vergessene Beschwerden kurzfristig auf. Dabei handelte es sich vor allem um Schmerzen in den Gelenken und um Hautunreinheiten, wie Pickel und Mitesser. Auch diese sind als Folgen des einsetzenden Reinigungsprozesses zu werten: ebenso Schweißausbruch, Durchfall und Vermehrung der Harnmenge.

Viele der 81 Probanden, die folgende Beobachtungen während der Einnahme von Spirulina machen konnten, nannten zwei oder mehrere Symptome der Ausscheidung:

Schweißausbrüche	16
Durchfall	14
Übelkeit	12
Blähbauch	10
Wechsel von Durchfall & Verstopfung	10
Verstopfung	9
Kreislaufprobleme/Schwindel	7
Appetitzunahme	7
Appetitabnahme	7
Hautveränderungen	7
Vermehrung der Harnmenge	5
Gelenkschmerzen	4
Herpes-Simplex-Infektion (Lippenbläschen)	4

Spirulina in Verbindung mit starken Medikamenten

Anhand der Daten zeigt sich: Teilnehmer, die öfters mit Penicillin, Sulfonamide und Kortikosteroide therapiert werden, weisen erhebliche Immundefizite auf. Bei fast allen anämischen Teilnehmern, die regelmäßig entzündungshemmende Arzneien einnehmen, verbesserten sich die Blutwerte nach dem 4- bis 6wöchigen Konsum von Spirulina, so dass der Hämoglobinspiegel im Normbereich war. 34 Probanden ließen die Leberwerte testen. Sie zeigten allesamt Verbesserungen. Somit kann dem Mikroorganismus eine entgiftende bzw. regenerierende Wirkung bescheinigt werden. Aufgrund dieses die Leber erneuernden und die Nieren entgiftenden Effekts eignet er sich zur begleitenden Behandlung von Chemotherapie und Strahlenbehandlung sowie anderen unsanften therapeutischen Maßnahmen.

7 der 16 an Krebs erkrankten Personen der Studie konsumierten die Alge während der Chemotherapie und bestätigten ihr, dass sie Haut, Schleimhäute und Haare schützt. Somit können wir mit Spirulina die Nebenwirkungen traditioneller therapeutischer Maßnahmen in tolerierbaren Grenzen halten.

Spirulina und Ernährungs- bzw. Lebensweise

Rund die Hälfte der Teilnehmer (48%) ernährt sich vorwiegend von Getreide, Brot, Kartoffeln, Gemüse, Salat, Fisch und Geflügel. Bei den Zwischenmahlzeiten wurde am meisten Obst, Joghurt, Kuchen und *Energieriegel* genannt.

Ein Viertel der Probanden (20) gab an, sich bis zu viermal pro Woche mit Fastfood zu ernähren: Hamburger, Pizza, Curry- und andere Würste sowie Brathähnchen. Sie genossen regelmäßig Limos, Eiscreme oder Kaffeestückchen. In dieser Gruppe wurde weniger Obst, Salat und Gemüse gegessen als die Deutsche Gesellschaft für Ernährung (DGE) empfiehlt; dafür mehr Brot mit Wurst oder Käse und Milchprodukte. Diese Teilnehmer zählen zu den typischen Deutschen, die auch im neuesten Ernährungsbericht 2014 noch zu viel Fleisch und zuckergesüßte Getränke konsumieren. Das Verhältnis von (mehrfach) ungesättigten zu gesättigten Fettsäuren sei noch ungünstiger geworden.

13 Probanden aßen vegetarische Vollwertkost, wie Getreidebreie (meist Hirse, Buchweizen und Dinkel), Gemüse, Salat, Obst, 6 Teilnehmer aßen dazu noch Naturjoghurt, Schafskäse und Freilandeier.

Nur 16 Personen bewegten sich täglich eine halbe bis eine Stunde (Joggen, Gehen, Gymnastik, Radfahren), 15 bewegten sich dreimal wöchentlich, 16 zweimal und 24 nur einmal pro Woche. 10 Probanden machten keine Angaben.

Erstaunliches Ergebnis: Alle Teilnehmer konnten sich mit Spirulina an positiven Effekten erfreuen, unabhängig von ihrer Lebens- und Ernährungsweise. Ob dies aber bedeutet, wir brauchen unsere Lebens- und Ernährungsweise keinesfalls zu ändern, werden wir für uns selbst entscheiden müssen. Am besten wir testen selber aus, was uns gut tut oder schadet. Denn wenn wir unsere eigenen Erfahrungen auswerten, schaffen wir Wissen. Dieses Beobachten, Notieren und Reflektieren macht die wahre Wissenschaft aus.

Für Ihr Studium am eigenen Leib wünsche ich Ihnen viel Erfolg und alles erdenklich Gute auf Ihrem Weg ins Licht!

Vielleicht wollen Sie sich auch an meiner fortlaufenden Untersuchung beteiligen. Darüber würde ich mich ganz besonders freuen. Es würde Ihr Selbststudium unterstützen.

Sie können den folgenden Fragebogen kopieren und per Post an die angegebenen Adressen schicken. Oder den Spirulina-Fragebogen auf meiner Webseite ausfüllen und an meine angegebene E-Mail-Adresse senden. Wie gesagt, alle Teilnehmer, die den Fragebogen ausfüllen, den nur ich einsehe und auswerte, bekommen mein Cranberry-Buch mit persönlicher Widmung als Dankeschön zugeschickt.

Lieber LeserInnen,

falls Ihre Aufmerksamkeitsspanne bei dieser Lesekost leidet, hätte ich da noch ein spannendes Buch für Sie. In dieser Romanform kommen Gesundheitstipps allenfalls von *medizinischen Wundern* auf zwei Beinen, die wir in Marokko getroffen haben. Es gibt nämlich neben Spirulina noch andere Arten, sich von Blut- oder Lungenkrebs zu befreien. Auch ist das Überwintern in einem Land, in dem es weder fette Würste noch billiges Bier gibt, wie ein dreimonatiges Fasten. Da merken Sie kaum wie Sie, von hinten durch die Brust ins Auge, gesund schrumpfen. Mein Gemahl fällt immer mehr vom Fleisch als ich, da sich meine Lebensweise von der in Europa kaum unterscheidet.

Leckere Rezepte finden Sie im hinteren Teil, weniger mit Spirulina, eher *exotisch-feurig*.

Wenn Sie auf meiner Seite www.marianne-e-meyer.com aufs Buch klicken, können Sie bei Amazon mal reinschauen. Sie bekommen jedoch kosmische Pluspunkte, wenn sie es bei Ihrem Buchhändler bestellen. Sonst könnte es sein, dass es ihn bald nicht mehr gibt.

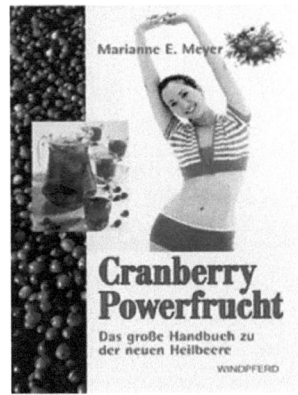

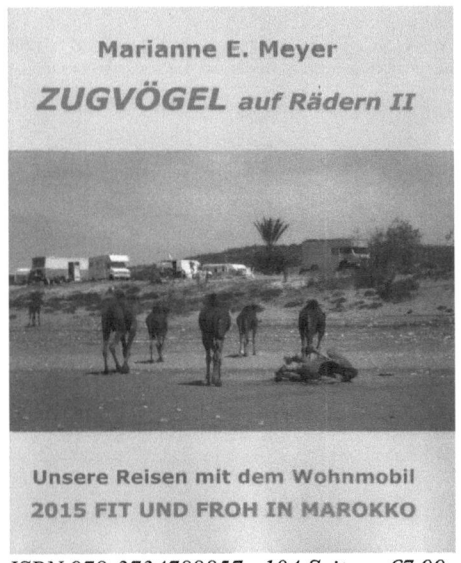

ISBN 978-3734788857   104 Seiten   €7,99

Bitte senden Sie Ihren ausgefüllten Fragebogen an folgende Adresse:
DR. MEYERS SPIRULINA - STUDIE, Dr. Hittich, Roda J.C. Ring 41, Postbus 3022, NL-6466 NH Kerkrade Oder: Dr. M.Meyer, Apto. 320, P-8801 Tavira. Oder per Email an: DrMarianneEMeyer@gmail.com

Für jeden vollständig ausgefüllten Fragebogen erhalten Sie das 160-Seiten-Buch der Autorin über die Methusalembeere mit persönlicher Widmung.

FRAGEBOGEN
für die Teilnehmer der Spirulina-Studie

Bitte 4-6 Wochen nach der täglichen Einnahme von mindestens 10g Spirulina ausfüllen
(Im Sinne des Datenschutzgesetzes werden Ihre Angaben nicht an Dritte weitergegeben)

Name/E-Mail (freiwillig) ....

Adresse/Tel. (freiwillig) ....

Alter: .... **Geschlecht:** (w) / (m)   **Gewicht:** .... kg

Körpergröße: .... cm

Sind Sie Raucher / Nichtraucher / Mitraucher? (Zutreffendes bitte unterstreichen)

Beruf/Beschäftigung: ....

Kommen Sie mit Chemikalien, Strahlen, Abgasen oder …........................… **in Berührung?**
(Zutreffendes bitte unterstreichen)

Wie viel Wasser trinken Sie täglich? ...... l **stilles Mineralwasser / Sprudel / Leitungswasser**
(Zutreffendes bitte unterstreichen)

Gesundheitsprobleme/Beschwerden: ....

....

Frühere Krankheiten
....

10 g Spirulina (1EL oder 3TL Pulver bzw. fünfundzwanzig 400 mg-Tabletten) ist die berücksichtigte tägliche Mindesteinnahme, am besten als Zwischenmahlzeit. Da Spirulina sich im Magen ausdehnt, ist es ratsam, mit genügend Flüssigkeit, vor allem Wasser, Gemüsebrühe/-saft, Suppe oder frischem Obstsaft nachzuspülen. Große Mengen alkalischer Flüssigkeiten entgiften den Körper. Um die Entgiftungssymptome, wie Übelkeit oder Durchfall auf einem niedrigen Niveau zu halten, ist es in der Eingewöhnungszeit empfehlenswert, die Tagesdosis in drei oder mehr Portionen einzunehmen und mit Minimalmengen (3 x ½ oder 1) zu beginnen.

1. Wie viel Spirulina haben Sie genommen?
....
2. Wie viele Portionen über den Tag verteilt?
....

3. Ihre Erfahrungen

....

....

4. **Welche Art von Bewegungstraining verrichten Sie?**

Bitte kreuzen Sie an, welche Betätigungen Sie täglich (t) bzw. wöchentlich (w) durchführen! Bei wöchentlich: Wie oft? (..... mal w)

Schwere körperliche Arbeit	(täglich)	(...... mal wöchentlich)
Gehen/Wandern	(täglich)	(...... mal wöchentlich)
Schwimmen	(täglich)	(...... mal wöchentlich)
Gymnastik	(täglich)	(...... mal wöchentlich)
Radfahren	(täglich)	(...... mal wöchentlich)
Joggen	(täglich)	(...... mal wöchentlich)
Tanzen	(täglich)	(...... mal wöchentlich)
Yoga	(täglich)	(...... mal wöchentlich)
Andere Bewegungsarten		
....	(täglich)	(...... mal wöchentlich)

5. **Beschreiben Sie Ihre übliche Ernährung während der Untersuchung inklusive Getränke, Süßigkeiten. Oder notieren Sie Ihre Kost der vergangenen 3 Tage:**

Frühstück..

....

....

Mittagessen ....

....

....

Abendessen ....

....

....

Zwischenmahlzeiten ....

....

6. **Nehmen Sie neben der Nahrung ergänzende Mittel ein (Vitamine, Mineralien, Elixiere, Kräuter etc.)? Wenn ja, welche?**

....

....

....

7. Welche Drogen bzw. Medikamente (legale / illegale / ärztlich verordnete) nehmen Sie zur Zeit ein?

....

8. Welche Drogen/Medikamente haben Sie in der Vergangenheit, vom Kindesalter an eingenommen?

....

9. Konnten Sie ungewöhnliche Beobachtungen während der Einnahme von Spirulina beobachten?

....

....

....

10. Haben Sie irgendwelche Veränderungen bemerkt bei:

    (a) Verdauung   (b) Appetit   (c) Schlaf   (d) Energie

    (e) Allgemeinzustand   (f) Zirkulation   (g) Urin   (h) Augen

    (i) Stuhl   (j) Haut/Flecken   (k) Haare   (l) Gedächtnis

    (m) geistige Verfassung / Stimmungslage   (n) Blut   (o) Anfälligkeit

    (p) andere beobachtete Umstellungen ....

....

Kennzeichnen Sie bitte betreffende Veränderungen und erklären Sie diese ggf. auf der Rückseite; ebenso weitere Erfahrungen, die Sie während der Ausscheidungsphase machen konnten oder alles, was Sie Ihren Zustand betreffend beitragen wollen. Jede Aussage ist für die Analyse von Bedeutung. In den ersten zwei Wochen kann es zu den verschiedensten körperlichen Anzeichen kommen, die jedoch generell eine Reaktion auf die in Gang gesetzte Entgiftung ist und als *Heilkrise* bezeichnet wird. Drei- bis viermal, jeweils nach 4 bis 6 Wochen können positive Ausscheidungssymptome auftreten, wie etwa laufende Nase, Kratzen im Hals oder Husten. Siehe Kapitel *Welche Reaktionen können vorkommen?* Auch können frühere Krankheiten in Kurzform der Reihe nach wieder aufleben.

Auf Ihrem Weg ins Licht, zu innerer Freiheit, Gelassenheit und immer strahlender Gesundheit, wünsche ich Ihnen alles Gute!

HERZLICHEN DANK FÜR IHRE MITARBEIT!

Und viel Spaß beim Lesen von
Cranberry Powerfrucht!

VI. SPIRULINA - REZEPTE AUS MARIANNE MEYERS GESUNDKÜCHE

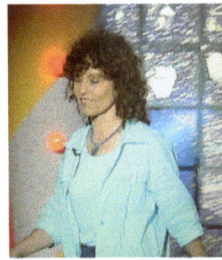

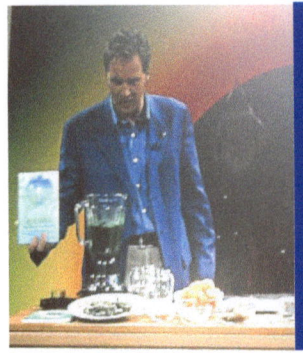

Teelöffel	TL
Esslöffel	EL
Tasse	Ts
Tropfen	Tr
gerieben	ger
gemahlen	gem
Handvoll	Hv
Messerspitze	Msp
Prise	Pr
klein (e/n)	kl
groß (e/n)	gr

Vor einigen Jahren trat ich in der ARD-Wunschbox als Spirulina-Expertin auf und stellte mit dem Showmaster Ingo Dubinski Spirulina-Fruchtschnitten her (Foto rechts mit meinem Bestseller).

Folgend finden Sie diese und andere Leckereien. Um sich an den Geschmack zu gewöhnen, verwenden Sie Spirulina anfangs besser nur mit Früchten und Gewürzen, die das Algen-Aroma überdecken, wie Äpfel, Bananen, Pflaumen, Ananas, Ingwer, Gurken, Zwiebeln, Meerrettich und Sellerie.

Die Gesundheitsexpertin Halima Neumann, die sich mit Spirulina, grüner Papaya und Noni-Saft von ihrem Krebsleiden heilen konnte, besuchte mich Mitte 1990 in L.A. Sie bereitete mir diesen *Wohlfühl-Drink*: 1 große Banane, 1 Apfel, 5 Datteln, 1 Esslöffel Spirulina mit einer Tasse Wasser im Mixer verquirlen. Ich war total begeistert und führte ihn als Frühstücksersatz ein. Nach 5 Tagen konnte ich die Spiru-Pillen wie Bonbons lutschen.

Spirulinamehl wird mit wenig Wasser verrührt, da es sonst Klümpchen bildet. Über Breis, Suppen oder Gemüsegerichte gestreut, bindet es sich gut. Es zieht keine Fäden, wie andere Algen. Hier ein Trick, wie wir das Mehl leichter in Flüssigkeiten einrühren können: mit Mandelmehl, Erdmandel- oder Kokosflocken mischen. Das einfachste Spirulina-Gericht ist ein Fertigapfelmus, in das Sie 1 bis 2 Teelöffel Algenpulver mit der Gabel einrühren oder in eine Banane drücken.

Basisches Bohnenmus

2 Ts weiße Bohnen	über Nacht einweichen, schonend garen; mit
4 EL Kokos-, Lein- oder Rapsöl mit 1 EL Algenmehl, 1 rote Zwiebel und 2 Knoblauchzehen, Stück Ingwer	alternativ 1 daumengr im Blender pürieren
3 EL Oliven	alternativ
1 Hv Cranberries	vierteln und das Mus damit garnieren, gefrorene Bio-Zitrone darüber raspeln; mit Pfeffer und Salz abschmecken

Sie können das Mus als Dip, Aufstrich, im Eintopf oder verdünnt als Dressing nutzen.

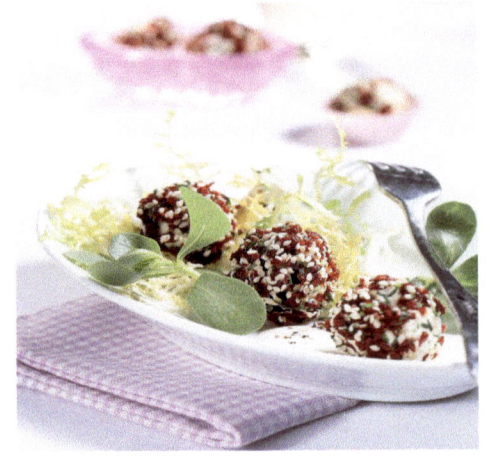

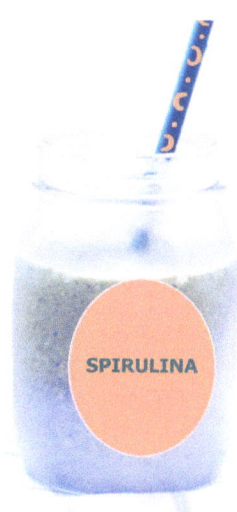

1 EL Algenmehl in
1 Biojoghurt alternativ ½ Avocado
einrühren. Für einen weniger cremigen Geschmack können Sie das grüne Mehl in 1 EL Olivenöl und etwas Wasser statt in Joghurt oder Avocado einrühren. Alles vermengen.

1Hv Korianderkraut waschen, Blättchen vom Stängel zupfen; über den Couscoussalat streuen

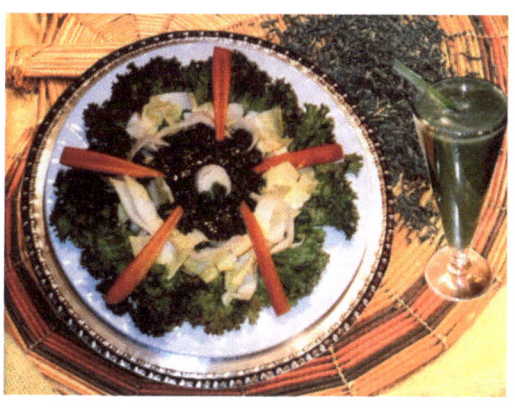

Bohnen-Burger
1 gr Zwiebel in der Pfanne bräunen
1Ts weiße Bohnen (aus der Dose oder 10 Std. eingeweicht und gegart) abtropfen lassen und mit
1EL Guarkernmehl oder Haferflocken binden; *Frikadelle* formen leicht anbraten, mit
Meersalz & Pfeffer oder Cayenne würzen
Vollkornbrötchen halbieren und mit
½TL Spirulinamehl vermischt mit
Senf & Bioketchup bestreichen, mit
Zwiebeln, Tomaten-/Gurkenscheiben und Salatblatt belegen

Couscous-Salat
1 Ts Couscous mit 2 bis 3 Tassen kochendem Wasser übergießen
1 große Tomate, fein würfeln, je
½ Gurke/Zucchini, fein würfeln
15 dunkle Oliven in Scheiben schneiden Couscous & Zutaten
in 4 EL Olivenöl und dem Saft
1 Biozitrone ¼ Std. ziehen lassen

Chicorée- Friséesalat
2 Chicorée-Schoten warm waschen, damit das Bittere weggeht; in breite Streifen schneiden
1kl Friséesalatkopf waschen, abtropfen
1 Scheibe Ananas schälen, würfeln und zum Chicorée geben; für das Dressing
1 TL Algenmehl mit
2 EL Mandelmus oder
Raps-/Walnussöl anrühren
½ TL Meersalz und
1Msp Cayenne unterrühren
Sie können das Dressing auch mit Avocado,

Joghurt oder Nussbutter machen. Den Friséesalat auf dem Teller anrichten, dann den Chicorée und in der Mitte das Dressing. Mit Karotten oder Paprikastreifen garnieren.

Cranberry-Frischkäsekugeln

50 g Cranberries,	getrocknet, hacken; mit
1Hv Kräuter	(gehackt) und
2EL Sesamsamen	in tiefem Teller mischen
200g Ziegenfrischkäse Meersalz & Pfeffer	mit verrühren; mit

Löffel walnussgroße Portionen abstechen, in den Bröseln wenden, rund rollen und kalt stellen

1 kl Kopf Frisée- oder Feldsalat	waschen, trocknen
1 Orange	filetieren, klein schneiden

Für die Sauce:

4 EL Kokossahne, 1TL Spirulinamehl, 1TL Meerrettich 2 EL Nuss-/Rapsöl Meersalz & Pfeffer	und verrühren und mit oder Cayenne abschmecken; Salat,

Orangenstücke und Käsekugeln auf Teller anrichten und sie Sauce über den Salat geben

Erbsenmus

250 g frische Erbsen 1 kl Dose *extrafein* Fruchtfleisch von 10 Oliven ½ Avocado,	aus der Schale oder zusammen mit dem alternativ

1 TL Spirulinamehl, 1 Knoblauchzehe, 1 Prise Cayenne ½ TL Meer-/Steinsalz	und im Mixer pürieren

Das Mus können Sie als Brotaufstrich, Dip oder Beilage zu Gemüsegerichten verwenden. Mit rohem Grünzeug garniert, passt es auf jedes Büfett.

Frühlingszwiebelsalat

3 Lauchzwiebeln	in Streifen schneiden, roh oder mit
1 Zuchini	längs vierteln, in dünne Scheiben schneiden, 5 Min. in Butter andünsten, abkühlen lassen;
2EL Rapsöl 1TL Spirulina Knoblauch 1 Hv Basilikum 1 Hv Thymian 1 TL Meersalz 2 Tr Stevia	mit und Wasser glatt rühren; (1 Zehe) zerdrücken und fein hacken und mit und ins Dressing rühren; dieses über das Gemüse verteilen
½ Peperoni	(rot) in winzige Stücke schneiden und über den Salat streuen

Gemüsemix mit basischem Buchweizen

1Ts Buchweizen	über Nacht einweichen; Stärke gut abspülen
1 gr Zwiebel 500 Gemüse, & wenig Wasser	bräunen; mit insgesamt z. B. Aubergine, rote Paprika, Zuchini, Oliven dünsten; etwas abkühlen lassen
4-5 EL Olivenöl 2 TL Spirulinamehl	mit und

Ingwer/Kurkuma	nach Geschmack anrühren; die Sauce mit

Meersalz & Cayenne abschmecken und mit dem Gemüse und dem Buchweizen vermengen.

½ Bd Petersilie	hacken, mit dem Saft
½ Bio-Zitrone	unterrühren; gut durchziehen lassen

Kichererbsen-"Erdnuss"mus

1 Ts Kichererbsen	über Nacht einweichen; 30Min. schonend garen und mit
3EL Soja-Vollmehl,	
4-5 EL Sesamöl,	
1 TL Spirulina,	
1 Knoblauchzehe,	
1 Zwiebel	achteln,
½ TL Meersalz	und
1 Pr Cayenne	pürieren

Beigaben: Buchweizen, Quinoa, Hirse oder Vollkornreis; sollten Sie den Erdnussgeschmack der Mischung Sojamehl und Sesamöl nicht mögen, können Sie mit anderen Mehl- und Ölsorten kreativ werden.

Ingwer-Sesam-Paste

1 TL Spirulina	mit
4 EL Apfelmus	und etwas Wasser,
½ TL Ingwerpulver	oder
1 Stück Ingwer,	daumengroß, gerieben,
40 g Sesamsamen	gemahlen und
3EL Süßmolkepulver	verrühren, mit
1 Pr Salz & Zitrone	abschmecken

Statt Ingwer können Sie Anis, Fenchel oder Zimt verwenden. Wie alle hier aufgeführten Pasten und Cremes, können Sie diese als Brotaufstrich oder Dip verwenden. Sie eignet sich ebenso als Basis für Salatsoßen, Tunken, Suppen und Eintopfgerichte.

Pesto für die Atemwege

1 Hv Spitz- oder Breitwegerich	von abgasfreier Wiese, zusammen mit
½ Ts Hanf- oder	Leindotteröl,
1 TL Ingwer,	
Fenchel oder Anis	und
½ TL Meersalz	im Mixer verflüssigen;
in ein Schraubglas	füllen; mit
1EL Guarkernmehl	und
1 EL Spirulina	binden und mit
Biozitronensaft	verfeinern

Sprossenauflauf, süß-saurer

4 Eigelb	im Mixer mit
4 EL Sesamöl,	
2 EL Sojasauce,	
1 EL Tomatenmark,	
1 Stück Ingwer	daumengroß, vierteln

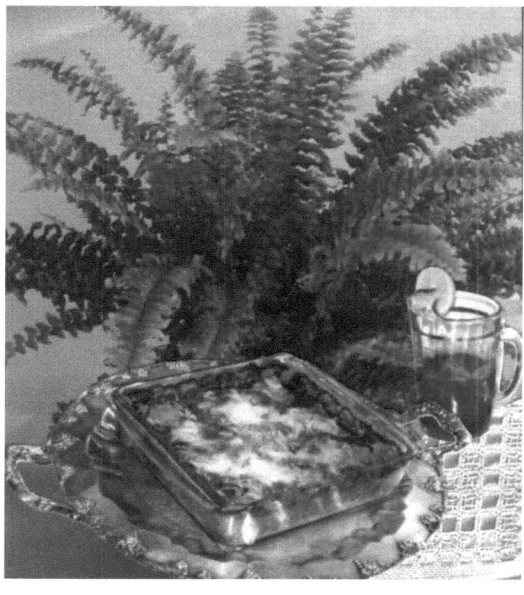

8-10 Datteln	und
2 TL Algenmehl	verquirlen
3 EL Kokosmehl	unterrühren
3 Hv Sojasprossen,	alternativ Pilze unterheben; mit
Meersalz, Cayenne und Gemüsebrühe	(Pulver) abschmecken;
4 Eiweiß	steif schlagen und unterziehen.

In einer eingefetteten Auflaufform bei 90° gut eineinhalb Stunden im Backofen backen. Mit Minzblättchen garnieren.

Spinatsuppe

300g Spinat	waschen
1 Chilischote rot,	in Ringe schneiden
1 Zwiebel	würfeln, in 2 EL Wasser andünsten; Kräuter, Chili und
1TL Kreuzkümmel	unterrühren

½ l Gemüsebrühe erhitzen und dazugießen; zugedeckt aufkochen und auf kleiner Flamme 12 Min. köcheln lassen.

1-2 TL Algenmehl und 1TL Psyllium	oder Guarkernmehl zum Binden in
½Ts Kokossahne	oder Süßrahm einrühren; alternativ Bio-Joghurt oder Olivenöl; mit
Salz & Cayenne	würzen;

Sie können statt Spinat auch Beinwell, Brennessel, Mangold oder Wildkräuter verwenden.

Süßkartoffelbrei mit pikantem Joghurt

500g Süßkartoffeln	waschen, bürsten; mit
1 gr Zwiebel	geschält, geviertelt, und

mit 200g grünem Gemüse Ihrer Wahl, z. B. Brokkoli oder Zuchini in einen Topf mit kochendem Wasser geben; 10 Min. auf kleiner Flamme garen. Danach alles pürieren.

1 Becher Bio-Joghurt	mit je ¼ TL Meersalz & Pfeffer,
Kurkuma, Cayenne	würzen und über den Brei geben.

Rezepte für reformierte Schleckermäuler

Ananas-Kiwi-Creme

1 Scheibe Ananas	schälen, in Würfel schneiden,
1-2 reife Kiwis	schälen und mit
1 EL Guarkernmehl	oder Süßmolkepulver
½-1 TL Spirulina,	
2-3 Tr Stevia	und
1 Pr Meersalz	mit einer Gabel zerdrücken.

Creme auf die Ananaswürfel geben.

Aprikosenschnitten

200 g Aprikosen	getrocknet und
150 g Datteln	einweichen
150 g Rosinen	waschen, abtropfen lassen,
1-2 EL Spirulina	mit allen Zutaten und

dem Einweichwasser im Mixer pürieren; die Masse in eine Schüssel geben.

6-8 EL Kokosmehl	hineinarbeiten

alternativ Chufa-Erdmandelflocken und Molkepulver, bis zu einer knetartigen Konsistenz. Rollen Sie den Teig auf ein mit Pergamentpapier ausgelegtes Backblech und bestreuen Sie ihn mit Erdmandelflocken. Sie können ihn je nach Wetter an der Sonne oder im geöffneten Backofen bei 50 Grad Celsius trocknen; Kochlöffel dazwischen klemmen, damit die Backofentür offen bleibt. Schneiden Sie nach 6 bis 8 Stunden beliebig große Stücke und bewahren Sie sie trocken und luftdicht auf.

Basisches Brot

1 Ts Nackthafer und
1 Ts Sesamsamen über Nacht einweichen; Wasser abgießen, unter fließendem Wasser abspülen; ohne Wasser in ein Keimglas (oder Einmachglas mit Gaze bzw. Windelstoff und Gummiring abdecken und umgedreht in eine Schüssel stellen) damit das Wasser ablaufen kann. Keimzeit 40-48 Stunden; dabei täglich 2-3mal spülen und abtropfen lassen.

2-3 Süßkartoffeln, alternativ
1 kl Hokkaido-Kürbis waschen, in kochendem Wasser 10 Min. garen oder roh fein reiben
3 EL Kokosmehl oder Erdmandelmehl,
2 EL Guarkernmehl, alternativ 1 TL Flohsamenschalenpulver,
1 EL Spirulinamehl,
5-6 Tr Stevia, und
1 Pr Meersalz zufügen
½ Biozitrone mit Schale würfeln;

alle Zutaten im Mixer pürieren und je nach Geschmack süß oder pikant mit Vanille und Zimt oder Ingwer bzw. mit Kümmeln und Oliven abschmecken; in Fladen an der Sonne oder im Backofen bei 50°C und offener Backofentür (Kochlöffel dazwischen) 6-8 Stunden trocknen lassen. Sie können hier enorm kreativ werden und jede Woche ein anderes Brot herstellen. Vielleicht probieren Sie es auch mal mit normalen Kartoffeln und anderen gekeimten Getreidesorten. Wenn Sie es nur mit Nuss- oder Samenkeimen herstellen, ist das Brot glutenfrei und zählt zur Trennkost.

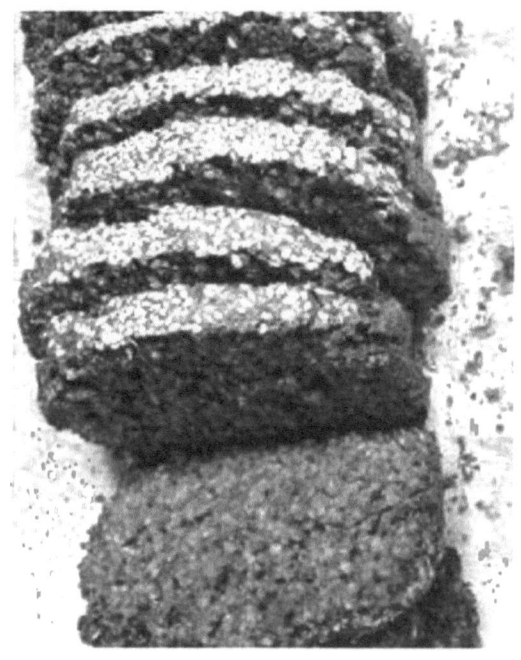

Feigenbällchen mit Sonnenblumenkernen

3 EL Sonnenblumenkerne waschen, 6 Std. einweichen
4 EL Kokosmehl,
2 EL Guarkernmehl,
1 TL Spirulinamehl und
1 Pr Meersalz zusammen mit
5 frischen Feigen, kleingeschnitten vermengen. Bällchen formen; einige in

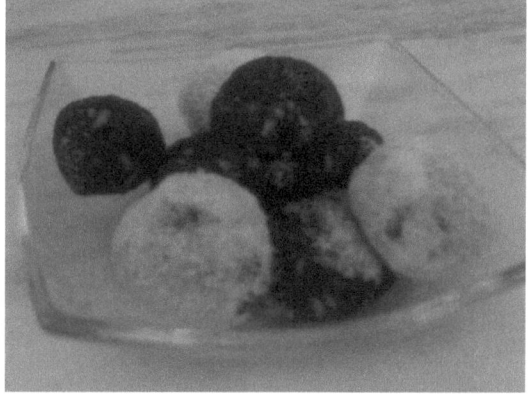

Guarkarmehl wälzen. Sie können den Teig auch mit Ingwer oder Zimt verfeinern.

Feigenkuchen mit Mandeln

4 Eier	2-3 Minuten mit
1Ts Mandeln	(gekeimt),
1-2 EL Xylit	oder Steviatropfen &
½ kl Biozitrone,	gewaschen, gewürfelt, im Blender mixen
5 EL Kokosmehl,	
2 EL Guarkernmehl,	
1 EL Algenmehl,	in Schüssel mit Eier-Mandelmus und
500g reife Feigen	(alternativ 150g eingew.) mit den Händen vermengen.

Soll der Kuchen höher sein als auf dem kleinen Foto unten, ist <u>*Ei teilen, Eiweiß steif schlagen und unter den Teig heben*</u> angesagt. Ringform einfetten (Kokosfett oder Butter), mit Erdmandel- oder Haferflocken ausstreuen, den halbfesten Teig einfüllen; Erdmandel- oder Haferflocken darüber streuen und Butter- oder Kokosfett-Flöckchen darauf setzen. Da unser Wohnmobil keinen Backofen hat, hab ich mich ans Verwenden des Italo *Barbecue Pops* gewöhnt und backe auch daheim lieber damit; sonst im Ofen bei 90°C etwa 1½ Stunden.

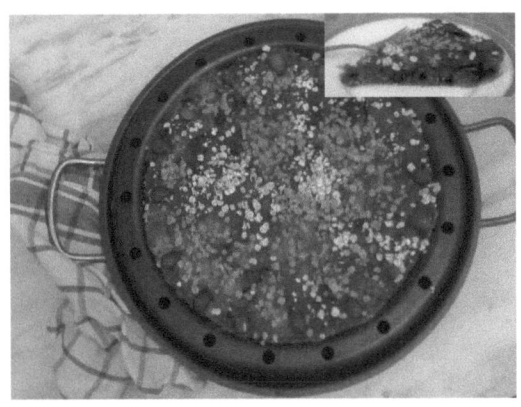

Mandel-Trennkost-Kuchen

4 Bioeier	mit
1-2 EL Xylit	oder 1 Pr Stevia im Mixer oder Blender 2-3 Minuten verquirlen;
½ kl Biozitrone	gewürfelt
100ml Kokossahne	und
200g Mandeln,	gekeimt, dazugeben & pürieren
4EL Kokosmehl	mit
Backpulver	(1 gestrichener TL) und

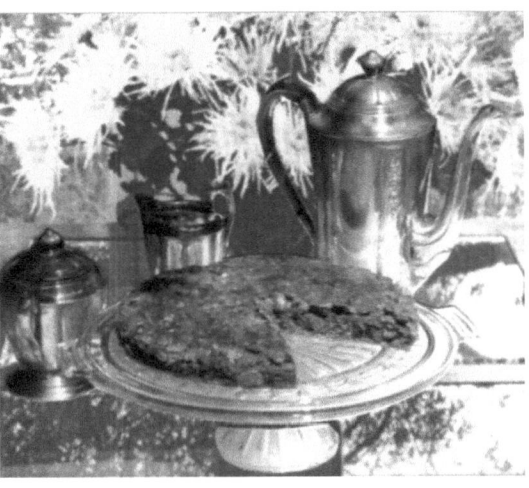

1 Pr Meersalz	in einer Schüssel mischen

Den Mandel-Ei-Mix dazugeben und gut durchmengen. Zur Abwechslung können Sie je nach Konsistenz und Geschmack, frisches Obst, z. B. Äpfel oder Aprikosen kleingeschnitten darunter geben.

Mandel-Pflaumenriegel

1 Dose Calif. Pflaumen mit	
etwas Wasser,	
1-2 EL Algenmehl	und
1 EL Guarkernmehl	im Mixer pürieren
200 g Mandeln	angekeimt, grob ge-

mahlen und
4 EL Goji-Beeren unters Mus mengen
Masse ½ cm dick auf ein mit Backpapier ausgelegtes Blech streichen; bei 50° und offener Backofentür (Kochlöffel dazwischen klemmen) einige Stunden trocknen lassen. Die Trockenzeit hängt vom Feuchtigkeitsgrad ab. Wenn Sie mit 1 TL Flohsamenschalen- oder 1-2 EL Süßmolkepulver andicken, können Sie die Zeit abkürzen.

Nougatkugeln
5-6 EL Erdmandelflocken,
1-2 EL Carobpulver,
2 TL Algenmehl,
1 EL Kokosmehl oder Süßmolkepulver mit
3-4 EL Kokos- oder Hanföl glatt rühren, mit
Stevia oder Xylit süßen, mit
1 Prise Meer- oder Steinsalz und
etwas geriebener Biozitrone verfeinern
Aus der Masse Bällchen formen, in Kokosraspeln wälzen und kalt stellen.

Sesamtaler
200 g Sesamsamen mit
1 EL Algenmehl,
1 EL Honig,
2-3 EL Apfelmus,
1-2 EL Molkepulver &
½-1 TL Flohsamenschalenpulver

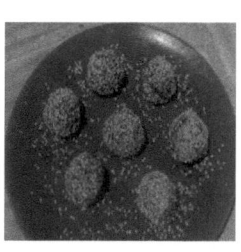

mischen und wahlweise mit einer Prise Meersalz, Ingwerpulver oder Zimt abschmecken. Evtl. mehr Molkepulver zufügen, falls der Teig zu feucht ist. Bällchen formen; auf dem Teller platt drücken. Sofort essen, am besten zusammen mit einem Apfel. Oder in der Sommersonne bzw. im Backofen bei 50°C trocknen, mit einem Holzlöffel die Backofentür einen Spalt offenhalten. Sie können den Sesamsamen auch vorher rösten.

Spirulina-Plätzchen
10 Walnüsse im Mörser zerstoßen
½ Ts Sonnenblumenkerne einige Std. eingeweicht
½ Ts Beeren oder
1 saurer Apfel gerieben, mit
1 TL Spirulinamehl und den
Walnüssen mischen; mit
Stevia oder Xylit süßen

Teig ausrollen und mit Schnapsglas oder Eierbecher Kreise ausstechen. So essen oder in der Sonne oder im offenen Backofen bei 50°C trocknen.

Super Drinks für Körper und Geist

Koriander-Gurken-Entgifter
½ Bund Korianderkraut waschen und
 zusammen mit
1 TL Spirulina, ¼ TL Salz,
2 EL Olivenöl, Cayenne und
½ Biogurke mit Schale im Mixer verflüssigen

Wildkräuter-Shake für Gehirn & Nerven
1 Bund fern von Abgasen gesammelte Wildkräuter, z. B. Ackerminze, Borretsch, Gänseblümchen, Löwenzahn, Malve, Sauerampfer, Weidenröschen, Wiesenschaumkraut und was sonst noch auf der Wiese wächst, zusammen mit 1 Tasse Wasser oder Karottensaft, 2 EL nussiges Hanf- oder Leindotteröl, 1 TL Spirulina, 1 EL Zwiebel und ¼ TL Meer- oder Steinsalz im Mixer verflüssigen. Für einen cremigen Geschmack ½ Avocado oder 4 EL 6 Stunden eingeweichte Sonnenblumenkerne zufügen.

Bananen-Apfel-Shake

2 Bananen	schälen, kleinschneiden
1 süßer Apfel	ungeschält grob würfeln
3 Feigen	oder 5 Datteln, mit
2 TL Spirulina	oder 20 Tbl. und 2 Ts
stillem Wasser	im Mixer verflüssigen

Diese Gehirnnahrung sorgt für regelmäßigen Stuhlgang und psychische Gesundheit. Sie stärkt Knochen und Nerven.

Rezepte für unruhige Geister

B-Vitamin-Shake

2EL Chiasamen mahlen oder 3-4 Std. einweichen; mit
½ l Bio-Reismilch,
2 EL Süßmolkepulver
½ TL Zimt &
1-2 TL Spirulina
im Mixer verflüssigen; 5 Min. quellen lassen

Cremiger Gemüsedrink

½ Salatgurke,
½ rote Paprika und
1 Stange Sellerie reinigen, in Stücke
 schneiden und mit
1 Ts Wasser sowie
½ Avocado und
1TL Spirulina im Mixer verflüssigen; mit
½ TL Meersalz,
1 Pr Cayenne- oder Chilipulver und
½ TL Ingwer würzen

Wenn es schnell gehen soll können Sie einen Teelöffel Spirulina und etwas Gemüsepulver oder Kräutersalz mit 2 bis 3 EL stillem Wasser in einem Becher verrühren; mit warmem Wasser auffüllen. Dieses alkalisierende Getränk wärmt den Körper und erheitert das Gemüt.

Nuss-Smoothy

1Hv Nüsse/Mandeln gekeimt; mit
1-2 Ts Kokosmilch,
1-2 TL Spirulina,
½ TL Fenchelpulver, alternativ
Zimt/Anis im Mixer verflüssigen

Drinks für Mut und Muskeln

Avocado-Apfel-Drink

1 kleine Avocado Fruchtfleisch lösen, klein
 schneiden und mit
1 sauren Apfel, alternativ
Papaya/Ananas würfeln, im Mixer mit
1 TL Spirulina und
1 Ts Apfelsaft verflüssigen; mit
½ TL Fenchel-
oder Anispulver abschmecken.

Gurken-Shake

½ Salatgurke bürsten, würfeln und mit
3 EL Süßrahm, altern. Kokos-/Sojasahne
2 TL Spirulina und Wasser im Mixer ver-
 verflüssigen. Mit
Salz & Senf würzen; evtl. mit
1 EL Petersilic oder Dill, gehackt
 garnieren

Kiwi-Smoothy

2 Kiwis geschält, mit
1 Banane,
¼ Biozitrone, mit Schale
1 TL Spirulina und
1 Ts Wasser im Mixer verflüssigen; mit
1 Pr Meersalz würzen

Johannisbeer-Sorbet

100 g Johannisbeeren
oder a. Beeren mit
2 bis 3 Eiswürfeln,
1 TL Spirulina,
1 Ts Wasser,

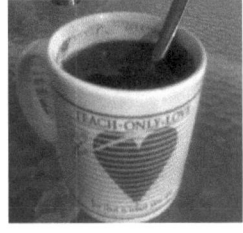

1 Pr Steviapulver und
1 Pr Salz & Chili
im Mixer verflüssigen.
Für eine cremige Form 4EL Sonnenblumenkerne, 6 Std. eingeweicht, mit mixen.

Für alle Drinks gilt: Behalten Sie besser jeden Schluck lange im Mund. So können Spirulinas gesundheitsfördernden Wirkstoffe schon über die Mundschleimhaut ins Blut gelangen. Das Anwärmen fördert die Produktion der Magensäure. Es dauert etwa eine Woche, bis Sie sich an den Algengeschmack gewöhnt haben. Danach können Sie die Tabletten wie Bonbons lutschen.

Neue Studien in puncto Pseudo-Vitamin-B_{12}

Vor allem für Veganer und Vegetarier sind die Nachrichten von Fumino Watanabe und ihrem japanischen Team über die Pseudo-Vitamin-B_{12} unerfreulich. J Nutr Sci Vitaminol (Tokyo) 2002 Oct 48(5):325-31. Andere Studien ergeben: Wir können durch die Algen den B_{12}-Serumspiegel anheben. Da ein Vitamin-B_{12}-Mangel lange Jahre unentdeckt bleiben kann, beugen wir besser vor, indem wir tierische B_{12}-Quellen zusammen mit Spirulina-Gerichten meiden oder nur gelegentlich genießen bzw. Vitamin B_{12}, in Form von Tropfen, am besten als Methylcobalamin einnehmen, da es vom Körper direkt verwertbar ist und nicht erst, wie Cyanocobalamin, umgewandelt werden muss. Die Leber kann ca. 2000-5000 µg Vitamin B_{12} speichern. Da der Körper nur 3,0 µg pro Tag braucht, dauert eine Entleerung etliche Jahre. Also machen Sie sich keinen Stress! Denn: **Am gefährlichsten für Ihre Gesundheit ist die panische Angst vor Krankheiten.**

Schlussbemerkung und Danksagung

Es würde mich freuen, wenn ich Ihnen verdeutlichen konnte, wie wenig wir wirklich brauchen, um gesund zu bleiben bzw. zu werden. Auch wäre es schön, wenn Sie mit dem regelmäßigen Konsum von Spirulina Ihren Körper und die Umwelt schützen könnten. Wie geht das? Mit dem regelmäßigen Konsum der Alge brauchen Sie kaum noch Schmerz- oder Schlafmittel bzw. Antibiotika, weil sie Ihren Organismus harmonisiert und Ihr Immunsystem stärkt. Also scheiden Sie weniger Arzneien mit dem Urin aus. Medikamente werden bei der Wasserwiederaufbereitung kaum eliminiert. Der Diplomingenieur Thomas Junker untersuchte in seinem preisgekrönten Miniklärwerk eine radioaktiv markierte antibiotische Substanz. Fast 93% des Medikaments konnte der Forscher wieder nachweisen. Der größte Teil des Antibiotikums würde also in die Flüsse gelangen! Siehe auch:

www.umweltbundesamt.de/sites/default/files/medien/461/publikationen/4188.pdf

Durch den regelmäßigen Verzehr von Lichtnahrung kommen Sie in eine höhere Schwingung. Wenn Sie erst einmal Spirulinas Wirkung am eigenen Leib spüren, bleibt Ihnen der Doktor ganz von selbst von selbigem.

Ingo Dubinski, der Showmaster auf dem Foto auf Seite 60, sagte, am Spirulina-Fruchtgemisch schnuppernd: *Das riecht ja wie im Hamsterställchen meines Sohnes.* Vielleicht haben Sie diese Wunschbox-Sendung sogar selbst gesehen. Doch wenn Sie das Buch gelesen und Spirulina schätzen gelernt haben, werden Sie sich lieber an den Geruch gewöhnen als auf das *Grüne Gold* zu verzichten. Darauf gebe ich Ihnen mein Wort und wünsche Ihnen alles Gute!

Last but not least will ich jenen Personen danken, die mit Rat und Tat an der Entstehung des Buchs beteiligt waren:

Professor Günter Kahl gebührt mein Dank für Infos über sein Fachgebiet Enzyme, der Firma Cyanotech für Infos und Fotos, Dr. Amha Belay von Earthrise für Infos, den Firmen Dr. Hittich, Spira Verde, Sanatur und Pure Planet für Infos oder Fotos, Jürgen Görke für Kirlian-Fotografien und C.-P. Meyer für Formulierungshilfe. Dank auch an Halima Neumann für ihre Hilfe bei einigen Rezepten. Herzlichen Dank für die wertvollen Beiträge, die folgende gemeinsam aufgeführten Personen geleistet haben:

Barbara Simonsohn, Dr. Renate Kaiser-Alexnat, J. P. Jourdan, Susanne Würtz, Heide Bayer, Ursula und Werner Keim, Hildegard Assmus, W. & M. Rohde, Renate Janzen, Evelyn und Elisabeth Fleischer, Marianne Müller, Rineke Hofman, Helga Evenhuiss und Anneliese Umbreit.

Danke Ma und alle anderen mit mir in Verbindung stehenden Seelen für die geistige Hilfe.

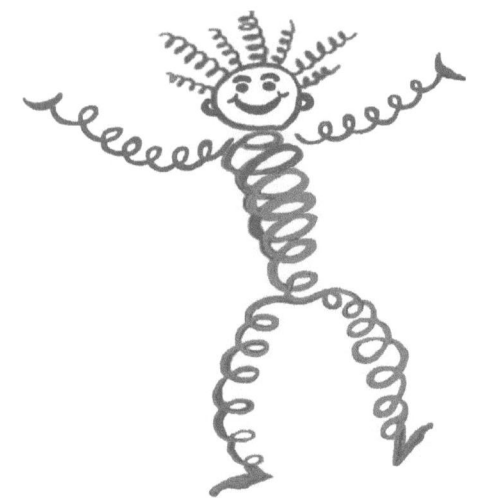

WISSENSCHAFTLICHE QUELLEN

Abdel-Daim, MM et al.: Anti-inflammatory and imunomodulatory effects of Spirulina platensis in comparison to Dunaliella salina in acetic acid-induced rat experimental colitis. Immunopharmacol Immunotixol. 2015 Apr;37(2): 126-39

Banji, D et al.: Investigation on the role of Spirulina platensis in ameliorating behavioural changes, thyroid dysfunction and oxidative stress in offspring of pregnant rats exposed to fluoride. Food Chem. 2013 Sep 1;140 (1-2) 321-31

Balch, JF, Balch, PH, Prescription for Nutritional Healing, Garden City Park, NY 1997

Becker, EW, Jakover, B, Luft, D, Schmülling RM: Clinical and biochemical evaluations of the alga Spirulina with regard to its application in the treatment of obesity: a double-blind cross-over study. Nutr. Rep. Int. 33 (1986) 565-74

Chang, KJ: Perceived sleep quality is associated with depression in a Korean elderly population. Arch Gerontol Geriatr 2014 Sep-Oct; 59(2):468-73

Cingi, C et al.: The effects of Spirulina on allergic rhinitis. Eur Arch Otorhinolaryngol. 2008 Oct;265(10):1219-23

Gupta, S et al.: Spirulina protects against rosiglitazone induced osteoporosis in insulin resistance rats. Diabetes Res Clin Pract.2010 Jan; 87(1) 38-43

Hayashi, T et al.: Calcium spirulan, an inhibitor of enveloped virus replication, from a blue-green alga Spirulina platensis. J.Nat. Prod. 59-1 (1996) 83-7

Hayashi, T: Studies on evaluation of natural products for antiviral effects and their applications;Yakugaku Zasshi. 2008 Jan;128 (1) 61-79

Hong, CH, Falvey, C et al.: Anemia and risk of dementia in older adults: findings from the Health ABC study. Neurology. 2013

Huang, ZX et al.: Protective effects of polysaacchride of Spirulina platensis and Sargassum thunbeergii on vascular of alloxan induced diabetic rats. Zhongguo Zhong Yao Za Zhi 2005 Feb;30(3):211-5

Ichimura M et al.: in prevents hypertension and low serum adiponectin level in a rat model of metabolic syndrome. Nutr Res. 2013 May;33 (5) 397-405

Johnson, P, Shubert, E: Availability of iron to rats from spirulina, a blue-green alga. Nutrition Research, 1986 (6) 85-94

Kalafati, M et al.: Ergogenic and antioxidant effects of spirulina supplementation in humans. Med Sci Sports Exerc 2010 Jan;42(1):142-51

Kawanishi, Y et al: Regulatory effects of Spiruina complex polysaccharides on growth of murine mRSV-M glioma cells through Toll-like receptor re4.Microbiol Immunol 2013 Jan;57 (1) 63-73

Kim, LS et al.: Efficacy of methylsulfonyl-methane (MSM) in osteoarthritis pain of the knee: a pilot clinical trial. Osteroarthrit is Cartilage. 2006 Mar;14(3):286-94

Kim, NH et al.: The effect of hydrolyzed Spirulina by malted barley on forced swimming test in ICR mice. Int J Neurosci 2008 Nov; 118(11):1523-33

Koníčková R et al.: Anti-cancer effects of blue-green alga Spirulina platensis, a natural source of bilirubin-like tetrapyrrolic compounds. Ann Hepatol 2014 Mar-Apr;13 (2) 273-83

Kugler, H et al.: Life Extenders and Memory Boosters. Health Quest Public., Reno 1994

Kumari, RP et al.: C-phycocyanin modulates selenite-induced cataractogenesis in rats. Biol Trace Elem Res. 2013 Jan;151(1):59-67

Larrson SC et al.: Dietary cysteine and other amino acids and stroke incidence in women. Stroke. 2015Apr;46(4):922-6

Lobner M et al.: Enhancement of human adaptive immune responses by administration of a high-molecular-weight polysaccharide extract from the cyanobacterium Arthrospira platensis. J Med Food. 2008 Jun;11(2): 313-22

Lu, HK et al.: Preventive effects of Spirulina platensis on skeletal muscle damage under exercise-induced oxidative stress. Eur J Appl Physiol. 2006 Sep; 98 (2) 220-6. Epub 2006 Aug 30

Majdoub, H: Anticoagulant activity of a sulfated polysaccharide from the green alga Arthrospira platensis. Biochem Biophys Acta 2009 Oct; 1790(10):1377-81

Mao, TK et al.: Effects of a Spirulina-based dietary supplement on cytokine production from allergic rhinitis patients. J Med Food. 2005 8(1):27-30

Marin-Prida J et al: Phycocyanobilin promotes PC12 cell survival and modulates immune and inflammatory genes and oxidative stress markers in acute cerebral hypoperfusion in rats. Toxicol Appl Pharmacol 2013 Oct 1;272(1): 49-60

Maruta, T et al.: Optimists vs. pessimists: survival rate among medical patients over a 30 year period. Mayo Clinic Proc 75 (2000)140-3

McCarty, MF: Zinc and multi-mineral supplementation should mitigate the pathogenic impact of cadmium exposure. Med Hypotheses. 2012 Nov;79(5):642-8

Meyer, M: Spirulina, Überlebensnahrung für ein neues Zeitalter, Norderstedt 2014
So verbindet Wasser unsere Welten. Adäquate Aqua-Aktivierung... Norderstedt 2014

Neumann, H.: Lebenselixiere: Heilkraft aus dem Schoß der Erde. Allmit-Verlag 2009

Ngo-Matip, ME et al.: Impact of daily supplementation of Spirulina platensis on the immune system of naïve HIV-1 patients in Cameroon: a 12-months single blind, randomized, multicenter trial. Nutr J. 2015 Jul 21;14(1):70

Ou, Y et al.: Antidiabetic potential of phycocyanin: effects on KKAy mice. Pharm Biol. 2013 May;51 (5) 539-44

Passwater, RA: Copper and SOD. The New Super-Nutrition, New York 1991

Peschanel, M: Isolierung und Charakterisierung pharmakologisch relevanter Verbindungen aus der Alge *Spirulina platensis*. Universität Kiel, 1996 (ISBN-3-9804010-5-7

Saini, MK, Sanyal, SN: Cell cycle regulation and apoptotic cell death in experimental colon carcinogenesis: intervening with cyclooxygenase-2 inhibitors. Nutr Cancer 2015;67.(4):620-36

Simonsohn, B: Die Heilkraft der AFA-Alge. München 2000

Takai, Y., Hosoyamada, Y., Kato, T.: Effect of water-soluble and water in soluble fractions ions of Spirulina over serum lipids and glucose resistance of rats. J. Jap. Soc. Nutr Food Sci. 44 (1991) 273-77

Takemoto, K: Iron transfer from spirulina to blood in rats. Saitama Med. Col., Japan 1982, 62

Takeuchi, T: Clinical experiences of administration of spirulina to patients with hypochr. Anemia Tokyo Medical and Dental Univ. Japan 1978

Tominaga, A et al.: Autonomous cure of damaged human intestinal epithelial cells by TLR2 and TLR4-dependent production of IL-22 in response to Spirulina polysaccharides. Int Immunophamacol. 2013 Dec;17(4): 1009-19

Vo TS et al.: The role of peptides derived from Spirulina maxima in downregulation of FcεRI-mediated allergic responses. Mol Nutr Food Res 2014 Nov;58(11):2226-34

Winter, FS et al.: The effect of Arthrospira platensis capsules on CD4 T-cells and anti-oxiative capacity in a randomized pilot study of adult women infected with human immunodeficiency virus not under HAART in Yaoundé, Cameroon. Nutrients Jul 2014_23;6(7):2973-86

Yang, LL et al.: Comparison of the therapeutic effects of extracts from Spirulina platensis and amnion membrane on inflammation-associated corneal neovascularization. Int J Ophthalm. 2012;5(1):32-7

Stichwortverzeichnis

Ablagerungen/Schlacken 31,33,35,37,47
Aphanizomenon flosaque (AFA) 16
AIDS 20,27,28,31,43,48,72
Allergie 2,6-8,28,33-35,48,49
Algenplastik 15
Altersflecken 6,10,28
Alkohol 9,11,21,23,26,28-30,42,46
Alzheimer/Demenz 2,6,7,35
Amalgam/Quecksilber 9,12,25,31,46
Aminosäuren 20,38,41,71
Anämie 10,25,31,35,36,48,49
Antibiotika 7,28,38,47,65
Antioxidan(s)tien 10,20,22,32,40,41
Arteriosklerose 30,31
Arthritis/Gelenkentzündung 6,7,11,23,31,36, 48
Astaxanthin 38
Augen 7-10,18,24,25,28,29,34,37,38,49
Bauchspeicheldrüse (Pankreas) 8, 9, 21,23, 32,39,46
Bakterien (nützliche) 23,41,42
Beta-Carotin 10,20,24,25,37,38,40,42,43,71
Billig-Spirulina 17
Biotin 30,71
Bittersalz (Magnesiumsulfat) 47
Blähungen 8.18,19
Blässe 23,24,30,36
Blut 8-11,18,20,25,30,31,39,47,65
Blutbild 28,50
Blutdruck 6,26,31,40,49
Blutgefäße 31,40
Bluthochdruck 18,38,39,48
Blutwerte 22,49,50,51
Blutzellen/-körperchen, weiße 18,20,23,26, 30,31,36,41
Blutzucker 20,25,31,39,40,41,48,49
Calcium (Ca) 31,38,43,44,71
Calcium Spirulan 25,26
Candida/Pilze/Parasiten 26,27,31,41,42,47 49,71

Carotinoide 28,37,38
Chemotherapie 11,50,51
Chlorophyll 20,21,25,40,42,71
Cholesterin 6,25,26,31,49
Chrom (Cr) 31,39,40,43,71
Colloidales Silber (Silberionen) 10,19,27
Cranberry-Buch-Geschenk 42,52
Darm 8,9,11,19-21,24-26,29,30,33,37,41-43
47,48
Depression 11,18,24,29,38,39,48
Diabetes 18,39,40,48
DNS (Desoxiribonukleinsäure) 13,31,71
Durchblutung 41
Durchfall 8,18,19,29-31,50
Eisen (Fe) 15,21,25,30,31,35,36,41,43,71
Eisenmangel 30,35
Eiweiß/Protein 8,10,18,29,32,39,44,45,71
Energie 6,8,10,16,19,20,29,31,32,46,47,49
Entgiftung 9,11,18,19
Entzündung 6,8,10,19-23,26,29,31,36-38,
41,42,45,46,49
Fette/Fettverbrennung 2,6,21,24-32,36,37,
39,40,43,48,71
Flohsamen/Psyllium 2,4,7,48
Folsäure 6,30,35,38,71
Fragebogen 42,48,49,52,53
Germanium (Ge) 31,41,71
Gewicht 6,11,34,35,40,45,46,48
Glutaminsäure 39,40,71
Glykogen 25,39
Grippale Infekte 8,42
Guarkernmehl 47
Haare 10,11,26,27,49,51
Hämoglobin 21,25,31,32,35,41,51
Harmonie 18,47
Haut 6,10,11,21,24-30,32,33,37,38,49-51
Herpes 25,40,42,48,
Histidin 34,38,39
HIV 25,27,41,42
Herzerkrankungen 6,7,9,10,24-28,30,32,
45,46,48,

Hormone 11,20,26,28,29,44,45
Immunsystem 10,11,19,20,25,31-34,40,42,
45,47,48
Inositol 30,71
Insulin 39,48
Kalium (K) 31,71
Kirlian-Fotografien 36,37
Kohlendioxid (CO2) 31,34,71
Kohlenhydrate 25,29,42,71
Kohlensäure 18,34
Konservierungsstoffe 7
Kopfschmerzen 8,29
Krebs 2,6,7-9,11,20,22,24,25,27,28,31,32,
40-44,46,48,50,51,56
Kribbeln 243,24,29
Künstliche Stoffe 7,8,28,34,45
Kupfer (Cu) 10,21,22,31,43,71
Kurzatmigkeit 25,36
Lebensmittel 7,8,10,15,22,45,46
Leber 11,21,28,30,32,34,39,48,49,51,65
Leucin 39,40,71
Lithium (Li) 32,71
Lunge 11,31
Lysin 41,71
Magen 19,24,29,30,35,36,38,38,53,65
Magnesium (Mg) 21,25,32,38,43,71
Mangan (Mn) 10,21,22,32,41,71
Medikamente 8,9,21,28,41,51,65
Methionin 41,71
Mikroalgenzucht 13-17
Mikrocystine 15
Milch 26,44,46,51
Mineralien (Salze) 8,11,15-17,22,30,31,43,44
Molybdän (Mo) 32,71
Müdigkeit 23,24,29,30
Muskeln 20,22,28
Natrium (Na)/-bicarbonat (Soda) 15,71
Nerven 9,10,19,24,28-32,63,64
Neurologische Symptome/Probleme 6,23,38
Nieren 11,21,34,46,51
Nikotin/Tabak/Zigaretten 9,11,21,42

Ödeme 28
Parkinson 6,7
Penicillin 34,36,51
Pestizide 23,25,28,31,42
Phenylalanin 38,39
Phosphor (P) 15,71
Phycocyanin/Blaupigment 15,29,21,37,40-43
Radikale, Freie 20-22,32,40
Radioaktivität 11,13,21,22,65
Sauerstoff 16,17,21,25,28,31
Schilddrüsenerkrankungen 8,44-46
Schlaf/-probleme/-mittel 6,8,11,49,65
Schlaganfall/Gehirnschlag 31,41,46
Schwermetalle 11,25,31,42,45,46
Sehschwäche 29
Selen (Se) 10,21,32,71
Spurenelemente 8,15,16
Stickstoff 15,21,32
Stimmung 11,20,23,31
Stoffwechsel 10,19,22-25,29,30,32,37,44,46
Strahlen 7,11,13,21,22,37,38,48,51
Stress 11,12,22,29,41,65
Süßigkeiten 22,30
Taubheitsgefühl 23,29
Threonin 41,71
Training/Sport/Bewegung 6,22,28,36,40,54
Übersäuerung 9,11,24,44,47
Verdauung 18,23,29,44,49
Vergiftung 9-11,19, 21,22,35,45,48
Vitalstoffe 9,17,28,47
Vitamin B_1 (Thiamin) 28,71
Vitamin B_2 (Riboflavin) 29,71
Vitamin B_3 (Niacin) 29,71
Vitamin B_5 (Pantothensäure) 29,71
Vitamin B_6 (Pyridoxin) 29,41,71
Vitamin B_{12} (Cobalamin) 18,20,23,24,29,35 38,65,71
Vitamin-B_{12}-Analoga (Pseudo) 18,24,65
Vitamin E 10,28,32,71
Wasser 2,6,13,18,19,31,34,36,43,45,49
Zink (Zn) 10,21,22,32,34,38,41,43,44,71

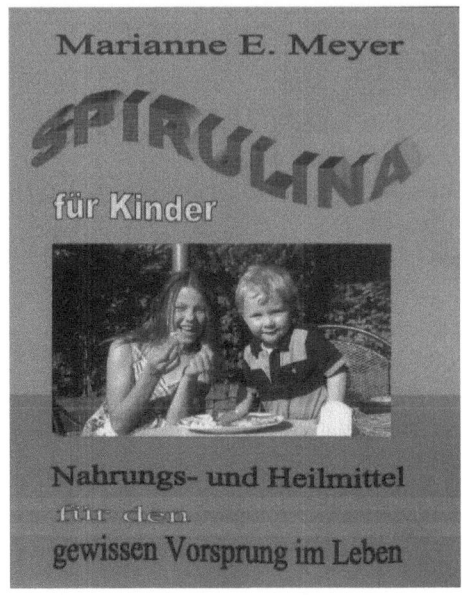

Das spannende, teils farbig illustrierte Werk informiert querlesefreundlich über die Mikroalge Spirulina, den blaugrünen Allrounder der Naturheilkunde.

Die Gesundheitsexpertin Halima Neuman würdigt dieses *viel versprechende Büchlein* als einen *wertvollen Beitrag für die Menschheit* und gratuliert der Autorin *zu dieser Eingebung und Manifestierung*. Sie will *es allen Familien mit Kids*, die sie kennt, *ans Herz legen*.

Kinder essen generell zu süß und zu fett und bewegen sich zu wenig. Darunter leiden vor allem die Nerven. Die Kids sind unruhig, unaufmerksam und impulsiv. Sie brauchen aber kein Ritalin oder andere mitunter tödliche Mode-Drogen. Die nebenwirkungsfreie Spirulina-Alge hemmt die Sucht nach Süßem und fördert das Verlangen nach Grünzeug. Sie sorgt für gute Laune und gesunden Schlaf, entschlackt, entgiftet und stärkt das Immunsystem.

Der Rezeptteil ist so kreiert, dass reformierte Naschkatzen und Zappelphilippe sich selbst köstliche Leckereien zaubern können

ISBN 978-3-73862-784-8   76 S.   €7,99

ANALYSE VON *SPIRULINA PLATENSIS*

Allgemeine Werte/Durchschnitt	%
Protein	60,8%
Kohlenhydrate	16,7%
Fette (Lipide)	5,3%
Mineralien(Asche)	8,3%
Faserstoffe	6,5%
Feuchtigkeit	5%

Essentielle Aminosäuren	g/kg
Isoleucin	33,8
Leucin	50,1
Lysin	27,5
Methionin	13,7
Phenylalanin	27
Threonin	30
Tryptophan	8,8
Valin	38,7

Nichtessentielle Aminosäuren	
Alanin	46,7
Arginin	45
Aspartinsäure	66,9
Cystin	58
Glutaminsäure	87,7
Glycin	31,9
Histidin	12,5
Prolin	25,9
Serin	29
Thyrosin	26,9

Essentielle Fettsäuren	mg/kg
Linolsäure	10450
Gamma-Linolensäure	10633

Pigmente und Enzyme	mg/kg
Carotinoide (orange)	4145
Phycocyanin (blau)	132500
Chlorophyll (grün)	10200
Superoxiddismutase (SOD)	278
Glutathionperoxidase	3,32/g

Nukleinsäure	mg/kg
Ribonukleinsäure (RNS)	2,8
Desoxiribonukleinsäure (DNS)	0,8

Mineralstoffe	mg/kg
Calcium (Ca)	4700
Magnesium (Mg)	4383
Kalium (K)	10243
Eisen (Fe)	807
Phosphor (P)	8400
Natrium (Na)	6540
Zink (Zn)	33
Kupfer (Cu)	12
Mangan (Mn)	40
Chrom (Cr)	25
Selen (Se)	1,3
Germanium (Ge)	6
Lithium (Li)	0,35
Molybdän (Mo)	1,50

Vitamine	
Beta-Carotin (Provitamin A)	1900
Vitamin E	15
Vitamin B_1 (Thiamin)	40
Vitamin B_2 (Riboflavin)	38
Vitamin B_3 (Niacin)	155
Vitamin B_5 (Pantothensäure)	8,3
Vitamin B_6 (Pyridoxin)	6
Vitamin B_{12} (Cobalamin)	0,4
Folsäure	0,4
Biotin	0,43
Inositol	556,7

Schwermetalle	
Arsen (As)	< 0,10
Blei (Pb)	< 0,29
Cadmium (Cd)	< 0.18
Quecksilber (Hg)	< 0,01

Herbizide/Pestizide
Nicht nachweisbar

Mikrobiologie	
Gesamtkeimzahl	< 1000KbE/g
Pilze	< 100 KbE/g
Hefen	< 100 kbE/g
Salmonellen	nicht nachweisbar (nn)
Staphylococcus	nn
Escherichia coli	nn

Über die Autorin

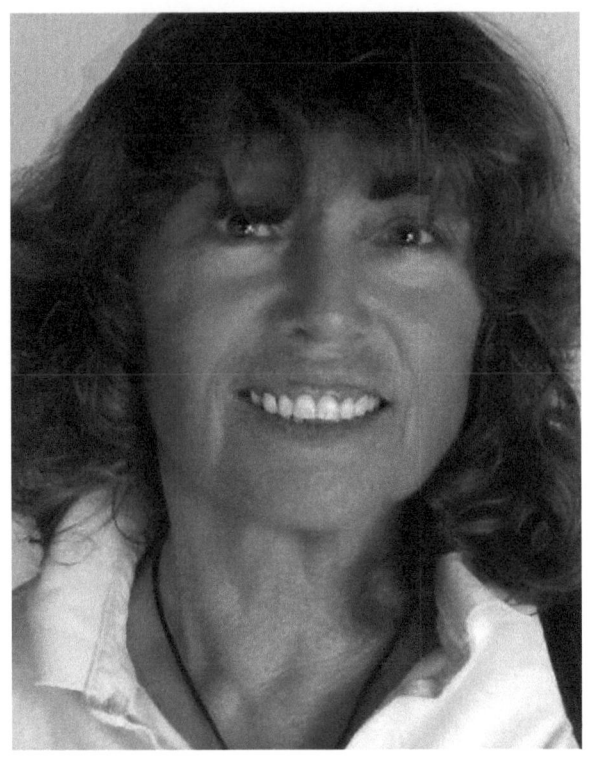

Dr. Marianne E. Meyer war als Kind oft krank, verbunden mit massiver Arzneimitteltherapie und Operationen. Im Alter von 10 Jahren entwickelte sich der Graue Star an beiden Augen. Heute weiß die Autorin: Hätte sie damals Spirulina gehabt, wäre ihr viel Leid erspart geblieben. Sie richtet bereits seit ihrer Jugend den Fokus auf Lebenshilfe und Heilen.

Einst Arzthelferin, studierte M. Meyer später Diplompädagogik in Frankfurt und spezialisierte sich auf Familienberatung und Alternsforschung. Sie besuchte ehrenamtlich krebskranke und spastisch gelähmte Kinder sowie ältere Menschen in einer Frankfurter Senioren-Wohnanlage. Später begann sie ein Doktorandenstudium mit dem Dissertationsthema „Altersselbstbild erwerbstätiger und nicht erwerbstätiger Frauen". Doch die betagte Professorin der Doktorandin starb und letztere wanderte in die USA aus. In Kalifornien arbeitete M. Meyer einige Jahre lang in der von Louise Hay gegründeten AIDS-Hilfegruppe in West-Hollywood und studierte Ernährungswissenschaft. Ihre Doktorarbeit über Immunabwehr und Spirulina veröffentlichte sie in ihrem Bestseller *Spirulina, das blaugrüne Wunder*. Sie lebte 10 Jahre lang in Kalifornien. Gegenwärtig schreibt und arbeitet die Autorin zeitweise mit schwer erziehbaren Jugendlichen in Portugal, rettet wilde Tiere und singt im *EAISC* Chor, oft in Mehrgenerationen- und Seniorenbegegnungsstätten. Pioniergeist und eine große Hingabe an das Wohl der Menschen und Tiere beflügeln sie.